Inhalt

AF628193

Fit in 7 Minuten

Marcel Doll

50 Workouts

Fit in 7 Minuten

Einfach – effektiv – hochintensiv

riva

Bibliografische Information der Deutschen Nationalbibliothek
Die Deutsche Nationalbibliothek verzeichnet diese Publikation in der Deutschen Nationalbibliografie. Detaillierte bibliografische Daten sind im Internet über http://dnb.d-nb.de abrufbar.

Für Fragen und Anregungen
info@rivaverlag.de

Wichtige Hinweise
Dieses Buch ist für Lernzwecke gedacht. Es stellt keinen Ersatz für eine individuelle medizinische Beratung dar und sollte auch nicht als solcher benutzt werden. Wenn Sie medizinischen Rat einholen wollen, konsultieren Sie bitte einen qualifizierten Arzt. Der Verlag und der Autor haften für keine nachteiligen Auswirkungen, die in einem direkten oder indirekten Zusammenhang mit den Informationen stehen, die in diesem Buch enthalten sind.

Ausschließlich zum Zweck der besseren Lesbarkeit wurde auf eine genderspezifische Schreibweise sowie eine Mehrfachbezeichnung verzichtet. Alle personenbezogenen Bezeichnungen sind somit geschlechtsneutral zu verstehen.

Originalausgabe
4. Auflage 2022
© 2017 by riva Verlag, ein Imprint der Münchner Verlagsgruppe GmbH
Türkenstraße 89
80799 München
Tel.: 089 651285-0
Fax: 089 652096

Alle Rechte, insbesondere das Recht der Vervielfältigung und Verbreitung sowie der Übersetzung, vorbehalten. Kein Teil des Werkes darf in irgendeiner Form (durch Fotokopie, Mikrofilm oder ein anderes Verfahren) ohne schriftliche Genehmigung des Verlages reproduziert oder unter Verwendung elektronischer Systeme gespeichert, verarbeitet, vervielfältigt oder verbreitet werden.

Umschlaggestaltung: Manuela Amode, München
Bildnachweis: Illustrationen auf dem Umschlag und im Innenteil: evoletics – ein Produkt der science on field GmbH
Layout und Satz: Deborah Herzog, www.alpsee-design.de
Druck: Florjancic Tisk d.o.o., Slowenien
Printed in the EU

ISBN Print 978-3-7423-0173-4
ISBN E-Book (PDF) 978-3-95971-634-5
ISBN E-Book (EPUB, Mobi) 978-3-95971-633-8

Weitere Informationen zum Verlag finden Sie unter

www.rivaverlag.de

Beachten Sie auch unsere weiteren Verlage unter www.m-vg.de

1

Kurz und knapp – das Wichtigste

Einfach, effektiv und hochintensiv – so lässt sich ein Workout, das nur 7 Minuten dauert, wohl am besten beschreiben. Es ist eine kurze, knackige Trainingseinheit, die sich definitiv in jeden Alltag integrieren lässt. Keine Zeit für Sport – diese Ausrede gilt spätestens mit den in diesem Buch vorgestellten 50 Workouts nicht mehr. Jeder verfügt nur über ein begrenztes Zeitbudget. Arbeit, Haushalt, Verpflichtungen als Mutter oder Vater und der sonstige Wahnsinn des Alltags lassen kaum noch Spielraum für ein zeitintensives Training. Du willst jedoch keineswegs auf ein effektives Training verzichten? Dann ist das 7-Minuten-Workout, das eine Variante des High-Intensity-Trainings – kurz HIT – ist, genau das Richtige für dich. Alle Trainingspläne sind einfach in der Umsetzung, viele kommen sogar komplett ohne Geräte aus. So kannst du die Übungen überall, ganz gleich ob zu Hause, draußen im Freien oder auf Reisen, jederzeit umsetzen.

Ein paar Pfunde verlieren, den Körper in Form bringen, die Ausdauer steigern oder die Leistung in einer Sportart verbessern – jeder verfolgt sein eigenes Trainingsziel. Jedes dieser Ziele setzt jedoch ein effektives Training voraus. Die Frage, ob 7 Minuten dafür ausreichen, kannst du dir spätestens nach der ersten Einheit selbst mit gutem Gewissen positiv beantworten. Die sinnvolle Auswahl an Übungen, die kurzen Pausenzeiten und die absolute Konzentration innerhalb der 7 Minuten führen zu einem hochintensiven Training, mit dem du jedes deiner Fitnessziele erreichen wirst. Die einzige Grundvoraussetzung dafür ist, dass du bereit bist, deine Komfortzone zu verlassen und mit diesem Intervalltraining an deine Grenzen zu gehen.

So einfach setzen sich 7 Minuten zusammen

Die Auswahl der Übungen, der Aufbau des Workouts, die kurzen Pausenzeiten und vor allem deine Bereitschaft, in diesen 7 Minuten alles aus dir rauszuholen, sind die Erfolgsfaktoren eines wirksamen Trainings. 7 Minuten bieten Platz für vier bis zehn Übungen, die jeweils ein- bis zweimal für 30 bis 40 Sekunden absolviert werden. Verständlich, dass in 7 Minuten nur wenig Zeit für Pausen bleibt. Daher müssen zwischen den einzelnen Übungen je nach Trainingsplan 10 bis 15 Sekunden ausreichen. Diese kurze Zeitspanne dient auch dazu, dich auf die nächste Übung vorzubereiten, sodass keine wertvolle Trainingszeit verloren geht. Durch diese kurze Erholungszeit bleibt dein Puls während des Trainings konstant auf einem hohen Niveau. Deine Ausdauer wird sich dadurch in kürzester Zeit spürbar verbessern. Neben den kurzen Pausenzeiten bringen bei vielen Workouts spezielle Kardioübungen, wie beispielsweise das Sprinten auf der Stelle, den Puls zusätzlich in Fahrt. Nur eine durchdachte Übungsabfolge ermöglicht solch kurze Pausenzeiten.

Fast ausnahmslos sprechen die aufeinanderfolgenden Übungen unterschiedliche Muskelgruppen an. Auf die Beinmuskulatur folgt beispielsweise die Rückenmuskulatur und auf diese wiederum die Brustmuskulatur. Während des Trainings einer Muskelgruppe können sich somit die anderen Muskelpartien in dieser Zeit erholen, bevor sie ein zweites Mal trainiert werden. Aus diesem Grund wirst du auf keinen Trainingsplan stoßen, bei dem mehrere Male direkt hintereinander ein und dieselbe Körperpartie trainiert wird.

Behalte die Zeit im Blick

Die Pausen- und Belastungszeiten sind die wichtigsten Variablen jedes 7-Minuten-Workouts. Damit du die Uhrzeit immer im Blick hast, empfehle ich dir, dir einen speziellen Timer anzuschaffen, bei dem du sowohl die Trainings- und Pausenzeiten als auch die Satzzahl einstellen kannst. Mittlerweile sind jedoch für jedes Smartphone diverse Timer-Apps erhältlich, mit denen sich genau die eben beschriebenen Funktionen einstellen lassen.

Workouts mit und ohne Geräte

Das klassische 7-Minuten-Workout kommt völlig ohne Geräte aus. In diesem Fall wird das eigene Körpergewicht zum Trainingswiderstand. Neben den Workouts, die komplett ohne Geräte auskommen, habe ich dir auch solche zusammengestellt, die auf bekannte und oft schon im Haushalt vorhandene Kleintrainingsgeräte zurückgreifen, wie etwa Kurzhanteln, Gymnastikball oder Miniband. Allen gemein ist, dass sie günstig in der Anschaffung und trotzdem sehr effektiv sind. Zu Beginn benötigst du jedoch keines dieser Trainingsutensilien. Je trainierter du wirst, desto abwechslungsreicher machen diese Kleingeräte dein Training. Mit ihnen setzt du die notwendigen Trainingsreize, die für einen Trainingsfortschritt enorm wichtig sind. Die folgenden Kleingeräte wären eine Anschaffung wert.

Gymnastikball

In sehr vielen Haushalten ist der Gymnastikball bereits vorhanden, und wenn nicht als Trainingsgerät, dann zumindest als Sitzball. Der Ball lässt eine große Übungsvielfalt für ein funktionelles Ganzkörpertraining zu. Erhältlich ist der Gymnastikball in unterschiedlichen Durchmessern, sodass er auf die Körpergröße des Trainierenden abgestimmt werden kann. Bei einer Körpergröße von 155 bis 175 Zentimetern greift man zu einem Durchmesser von 65 Zentimeter. Bist du zwischen 176 bis 185 Zentimeter groß, dann nutze einen Ball mit 75 Zentimeter Durchmesser. Ab einer Körpergröße von 186 Zentimetern sollte der Gymnastikball einen Durchmesser von 85 Zentimeter haben. Mit circa 20 Euro ist der Ball definitiv eine lohnende Investition in dein Training.

Gymnastikband

Ich bin mir fast sicher, dass du schon einmal mit einem Gymnastikband trainiert hast. Das meist 1,5 bis 2,5 Meter lange Latexband ist von verschiedenen Herstellern in mehreren Intensitäten – oder auch Schwierigkeitsgraden – erhältlich, die durch diverse Farben unterschieden werden. Die Widerstandsbänder werden in den 7-Minuten-Workouts vor allem für Zugübungen eingesetzt. Mit ihnen lässt sich die Rückenmuskulatur ausgezeichnet trainieren.

Miniband

Ein kleines Band, allerdings groß in seiner Wirkung. Das etwa 20 Zentimeter lange Miniband, das einen geschlossenen Ring ergibt, ist in unterschiedlichen Intensitätsstufen erhältlich. Angeboten werden sie von mehreren Herstellern. Trotz der sehr großen Übungsvielfalt, die die Minibänder bieten, ist es vermutlich eines der preiswertesten Trainingsgeräte auf dem Markt. Sie sind bereits für 4 bis 6 Euro je Band zu haben. Das Miniband passt in jede Trainingshose und ist somit auch ideal für das Outdoortraining geeignet. Durch die unterschiedlichen Intensitätsstufen kannst du jede Übung mit dem Miniband an dein aktuelles Trainingsniveau anpassen. Es wird somit jedem Leistungsniveau gerecht.

Kurzhantel

Hanteln sind das Tool fürs Krafttraining. Es ist überflüssig zu erwähnen, dass eine sehr große Bandbreite an Gewichtsabstufungen erhältlich ist. Für zu Hause und für die in diesem Buch enthaltenen Trainingspläne eignen sich Kurzhantelsets, bei denen sich durch Aufstecken von Gewichtsscheiben zwischen 1,25 und 5 Kilo das Gewicht je nach Übung und Trainingsniveau individuell anpassen lässt. Der Sportfachhandel bietet solche Hanteln relativ günstig an. Aber auch online gibt's jede Menge unterschiedliche Gewichte zu kaufen. Gerade zu Trainingsbeginn kannst du die Hanteln durch im Haushalt vorhandene Gegenstände ersetzen. Ausfallschritte, bei denen du in jeder Hand jeweils eine gefüllte Wasserflasche (mindestens 1 Liter Inhalt) hältst, sind doch schon einmal ein guter Anfang.

Kettlebell

Die Kettlebell, auch als Kugelhantel bezeichnet, besteht aus einer Kugel, die mit einem Griff versehen ist. Je nach Gewicht hat die Kugel einen Durchmesser zwischen 8 und 30 Zentimetern. Das ursprünglich aus Russland stammende Trainingsgerät ist in den letzten Jahren sehr populär geworden, sodass die Kettlebell es bereits in die Warenauslage einiger Supermärkte geschafft hat. Wie bei den Hanteln gibt's auch hier die unterschiedlichsten Gewichte.

Zusätzliche Hilfsmittel

Bei der ein oder anderen Übung wirst du dich zum Training einiger Hilfsmittel bedienen, die in jedem Haushalt vorhanden sind. Zum Abstützen für die Dips greifst du beispielsweise auf einen Stuhl zurück. Damit der Ausfallschritt zu einem gleitenden Ausfallschritt wird, setzt du den hinteren Fuß auf ein Handtuch. Für die Outdoortrainingseinheit sind Parkbänke, niedrige Mauern oder Treppenstufen für die eben genannten Dips und ebenso für den Liegestütz das ideale Trainingsgerät. Auch die Sprungkraft kann an fast jeder stabilen und standsicheren Sitzgelegenheit trainiert werden, wie mit einer stabilen Box oder Kiste. Für Zugübungen kannst du kurzerhand den Küchentisch zum Trainingsgerät umfunktionieren. Du siehst, mit etwas Kreativität werden aus alltäglichen Gegenständen ausgezeichnete Trainingsbegleiter.

Die richtige Übungsausführung

Während der Belastungszeit gilt es, bei den dynamisch ausgeführten Übungen so viele Wiederholungen wie möglich zu schaffen. Wenn wir gegen die Uhr trainieren, neigen wir jedoch gern dazu, eine saubere Bewegungsausführung zu vernachlässigen. Die Qualität der Übungsausführung steht jedoch über allem. Nur mit einer sauberen und kontrollierten Ausführung kannst du von der vollen Effektivität des Trainings profitieren. Das gilt natürlich auch für statische Übungen, wie beispielsweise den Unterarm- oder Seitstütz.

Ich bin mir sicher, dass du den Biss haben wirst, die Übungsposition für die vorgegebene Belastungszeit zu halten. Aber bitte nur so lange, wie du sie technisch richtig ausführst. Also kein falscher Ehrgeiz, denn weniger ist manchmal mehr. Höre generell während des Trainings auf die Signale deines Körpers. Du wirst definitiv Fortschritte erzielen – gib dir nur etwas Zeit dafür.

Die optimale Trainingsintensität finden

7 Minuten klingen zunächst recht einfach. Ein 7-Minuten-Workout – egal ob mit oder ohne zusätzliche Trainingsgeräte – wird dich allerdings an deine eigene Belastungsgrenze bringen. Damit diese Trainingsform effektiv ist, sollte das Training bei dir auf einer Unbequemlichkeitsskala von eins bis zehn etwa eine acht einnehmen. Geh für 7 Minuten raus aus deiner Komfortzone! Für das Training sind dabei drei Punkte essenziell, damit auch bei 7 Minuten Trainingszeit Fortschritte erzielt werden können:

1. Das Verhältnis von Belastungs- zu Pausenzeit entscheidet maßgeblich über die Intensität eines siebenminütigen Intervalltrainings. Aus diesem Grund sind die Pausenzeiten bei den Einsteigerplänen meist etwas länger als bei den Workouts für Fortgeschrittene und Profis.

2. Die Intensität wird ebenso durch die Auswahl der Übungen bestimmt. So setzt sich beispielsweise ein Einsteigerplan aus Übungen zusammen, die von ihrer Intensität und Ausführung möglichst einfach gehalten sind, damit ein relativ Untrainierter diese 7 Minuten Training auch schafft. Im Laufe der Zeit steigert sich so beispielsweise der Liegestütz mit abgelegten Knien über die klassische Ausführung bis hin zum negativen Liegestütz, bei dem die Füße auf einer Erhöhung platziert sind.

3. Als Drittes wird die Trainingsintensität durch die Wahl der Gewichte oder des jeweiligen Trainingsgeräts beeinflusst – das hast du selbst in der Hand. Im Gegensatz zu den Körpergewichtsübungen kannst du bei Übungen mit den genannten Geräten die Intensität jederzeit variieren, indem du ein stärkeres oder schwächeres Gymnastik- beziehungsweise Miniband einsetzt oder beim Training mit der Kurzhantel oder Kettlebell ein leichteres oder schwereres Gewicht nutzt. Es ist keine Schande, zu Beginn mit den schwächsten Gummibändern zu starten oder auf eine 2-Kilo-Kurzhantel oder -Kettlebell zurückzugreifen. In allen Fällen gilt: Taste dich langsam an eine höhere Intensität heran. Die oberste Maxime dabei lautet: Achte auf eine technisch saubere Bewegungsausführung.

Andere Trainingsformen nicht vernachlässigen

Das 7-Minuten-Intervalltraining ist eine effiziente Kombination aus Kraft und Ausdauer, mit der du mit einem geringen Zeitaufwand viel erreichen wirst. Altbewährte Trainingsmethoden wie das klassische Krafttraining oder längere Ausdauereinheiten verlieren jedoch nicht ihre Daseinsberechtigung. Nimm dir dazu je nach Trainingsziel hin und wieder mal Zeit für eine längere Trainingseinheit. Je abwechslungsreicher du trainierst, umso besser.

Die 50 Workouts in diesem Buch sind übrigens auch für eine längere Trainingseinheit geeignet. Wähle dazu ein Workout aus und hänge beispielweise noch mehrere Trainingssätze an, wenn es deine Zeit erlaubt. Bedenke aber: Je mehr Sätze du in das Workout einbaust und somit deine 7 Minuten überschreitest, desto länger sollten auch die Pausenzeiten zwischen den einzelnen Übungen sein.

Vor den 7 Minuten aufwärmen

Wie du bereits weißt, handelt es sich bei dem 7-Minuten-Workout um ein hochintensives Training. Je intensiver das Training, umso wichtiger ist die richtige Vorbereitung. Kein Rennfahrer käme auf die Idee, ohne ein Warm-up mit seinem Auto an den Start zu gehen. Damit auch du im eigentlichen Training alles aus dir herausholen kannst, und das vor allem verletzungsfrei, ist es unerlässlich, deinen Körper auf die Trainingsbelastung einzustellen. Bringe aus diesem Grund deine Muskeln, Gelenke, Sehnen und Bänder vor dem Training zunächst auf Betriebstemperatur. Das sind nur wenige Minuten, in denen du deinen Körper auf das Training einstimmst. Wenn du einen Crosstrainer, ein Ergometer oder ein Laufband zu Hause hast – prima! Nimm dir 5 Minuten Zeit fürs Warm-up. Am einfachsten ist es ohne Geräte. Dafür bieten sich Trippeln oder simple Kardioübungen wie der Hampelmann an.

Kombinieren erlaubt

Damit du dir darüber keine Gedanken machen musst, kannst du aber auch das vorgegebene Warm-up mit den nachfolgend fünf ausgewählten Übungen durchführen. Jede Übung wird etwa 30 Sekunden absolviert. Wenn das Zeitbudget es zulässt, kannst du diese Mobilisationsübungen auch zusätzlich vor deiner kleinen Ausdauereinheit auf einem Kardiogerät ausführen. Auf diese Weise hast du die Möglichkeit, deine 7 Minuten noch etwas zu erweitern.

Wenn du gern joggen gehst, aber trotzdem noch Übungen zur Kräftigung ausführen willst, dann kombiniere doch die Workouts mit deiner Joggingrunde. Sehr viele Workouts sind nämlich im Freien möglich, da du keinerlei zusätzliches Equipment benötigst. Ein paar Minuten einlaufen, dann das 7-Minuten-Workout durchführen und weiter geht es mit der Joggingrunde.

5 einfache Mobilisationsübungen

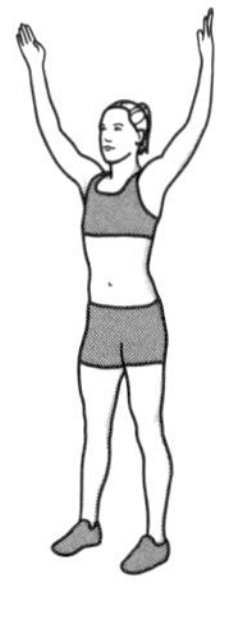

Armkreisen

Einen aufrechten, hüftbreiten Stand einnehmen. Die Arme in einem großen Bogen von vorn nach hinten kreisen.

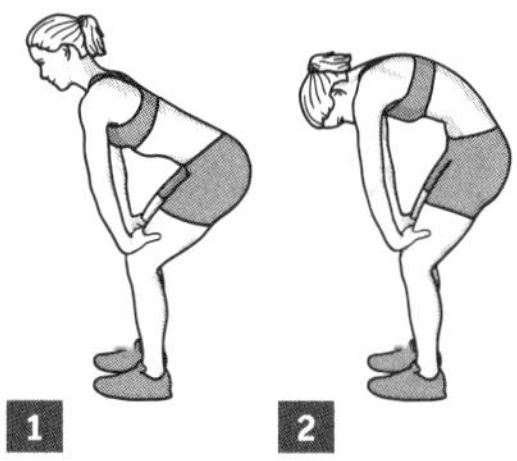

Wirbelsäulenmobilisation

1. Einen hüftbreiten Stand einnehmen. Die Knie leicht beugen und das Gesäß nach hinten schieben. Die Hände auf die Oberschenkel aufsetzen. Den Rücken strecken und den Blick nach vorn richten.
2. Nun die komplette Wirbelsäule beugen, indem du den Rücken rundest. Das Kinn dabei in Richtung Brustbein ziehen. Beziehe auch das Becken in die Bewegung mit ein, indem du es nach hinten kippst. Die Beugung und Streckung der Wirbelsäule im Wechsel ausführen.

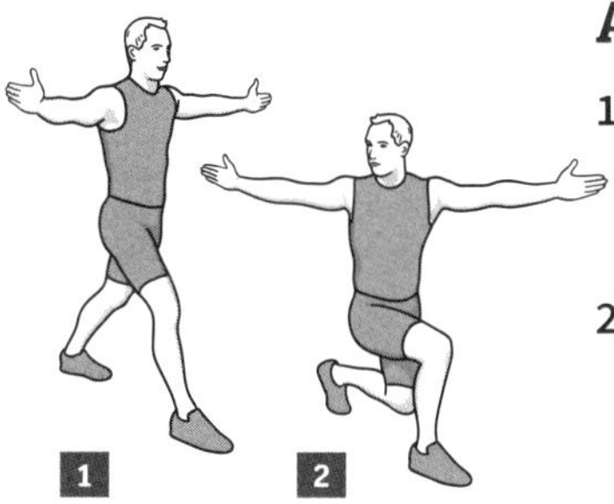

Ausfallschritt mit Rumpfrotation

1. Einen Ausfallschritt einnehmen. Beide Fußspitzen zeigen nach vorn. Die Arme zur Seite strecken, sodass sie sich in der Waagerechten befinden. Die Daumen zeigen dabei nach oben. Richte den Blick nach vorn
2. Das hintere Knie beugen und in Richtung Boden führen. Gleichzeitig eine Rotation des Oberkörpers zur Seite des vorderen Beines ausführen. Der Blick wandert mit der Drehung mit. Im Wechsel einen Ausfallschritt mit dem rechten und dem linken Fuß nach vorn ausführen.

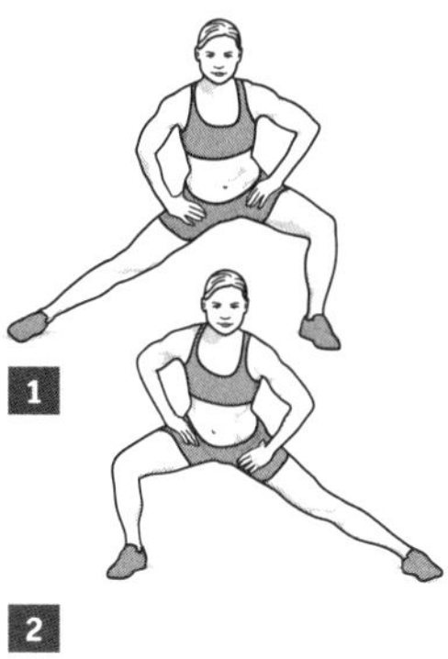

Dynamischer Wechsel im breiten Grätschstand

1. Einen breiten Grätschstand einnehmen. Die Füße sind parallel. Leg die Hände an die Hüften. Ein Knie beugen und den Körperschwerpunkt auf die Seite des gebeugten Knies verlagern. Das andere Bein bleibt gestreckt.
2. Im Wechsel das rechte und linke Knie beugen. Die Position jeweils für wenige Sekunden halten. Der Blick bleibt nach vorn gerichtet.

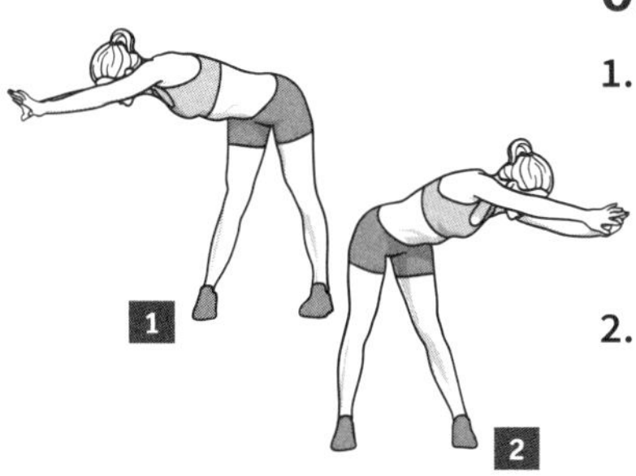

Oberkörperkreisen

1. Einen mehr als schulterbreiten Stand einnehmen. Die Füße sind parallel. Beide Arme über Kopf strecken. Nun mit dem Oberkörper über die Seite nach vorn unten zur anderen Seite und wieder zurück nach oben große Kreisbewegungen beschreiben.
2. Wechsle nach einer Umdrehung jeweils die Richtung.

Nach den 7 Minuten dehnen

Jetzt kommt die Kür. Du hast das 7-Minuten-Workout erfolgreich abgeschlossen, die Schweißperlen stehen dir auf der Stirn und du kannst stolz auf dich sein, es geschafft zu haben. Um das Training abzurunden, biete ich dir an, es mit sechs Dehnübungen ausklingen zu lassen. Mit dem Dehnen leitest du den wichtigen Prozess der Regeneration ein. Nebenbei geben sie deinem vegetativen Nervensystem die Möglichkeit, sich allmählich wieder zu beruhigen – Herzschlag und Atmung normalisieren sich wieder, der Blutdruck sinkt. Ganz nebenbei kannst du mit dem Dehnen Verspannungen lösen und zusätzlich deine Beweglichkeit verbessern. Genügend Gründe also, deine 7 Minuten mit dem abschließenden Dehnen zu ergänzen. Wenn die Zeit mal wirklich nicht ausreicht, musst du kein schlechtes Gewissen haben, das Training ohne Dehnen beendet zu haben. Die Fortschritte in Kraft und Ausdauer erzielst du schließlich mit den Übungen des eigentlichen Workouts. Also ab unter die Dusche und bereits auf das nächste Training freuen.

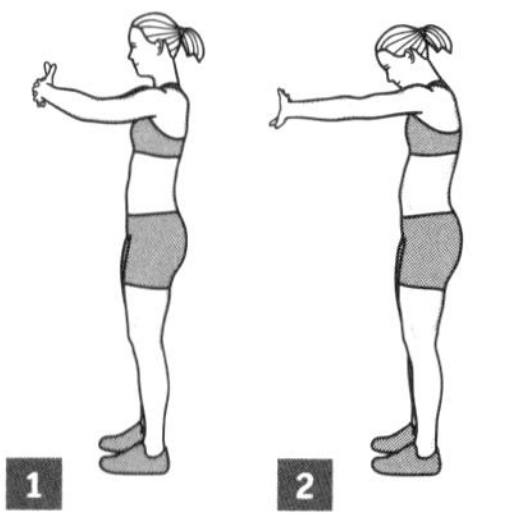

Schulter-Rücken-Dehnung

1. Einen aufrechten, hüftbreiten Stand einnehmen. Die Hände ineinander verschränken und die Arme nach vorn strecken.
2. Die Handflächen nach vorn drehen und das Kinn in Richtung Brustbein ziehen. Die Hände weit nach vorn schieben, sodass du einen leichten Zug im hinteren Schulter- und oberen Rückenbereich spürst. Halte die Position für 30 Sekunden.

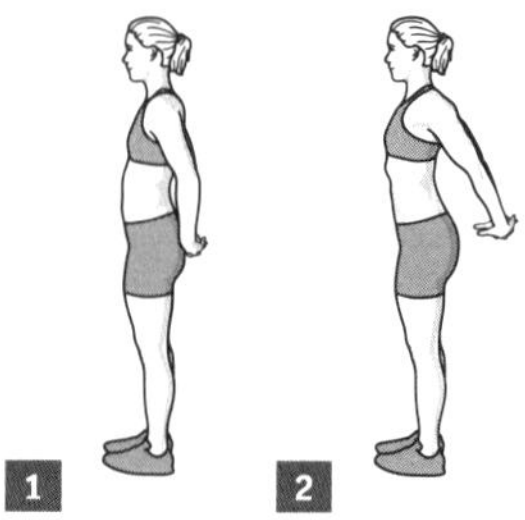

Brustdehnung

1. Einen aufrechten, hüftbreiten Stand einnehmen. Die Hände hinter dem Rücken verschränken. Die Handrücken zeigen dabei nach unten. Richte den Blick nach vorn.
2. Die Schultern nach hinten unten ziehen. Das Brustbein gleichzeitig nach vorn oben anheben, sodass du einen leichten Zug in der Brustmuskulatur sowie dem vorderen Schulterbereich spürst. Halte die Position für 30 Sekunden.

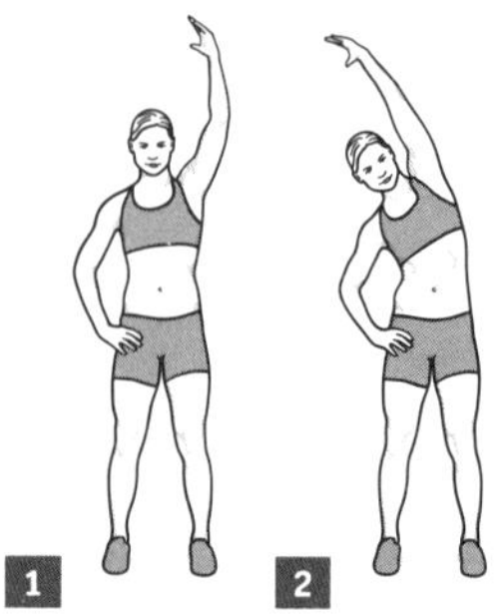

Seitliche Rumpfdehnung im Stand

1. Einen aufrechten, schulterbreiten Stand einnehmen. Einen Arm über den Kopf nach oben strecken. Stütze die freie Hand seitlich an der Hüfte ab.
2. Mit dem nach oben gestreckten Arm zur gegenüberliegenden Seite neigen. Jetzt ist eine Dehnung des seitlichen Rumpfes zu spüren. Halte die Position für 30 Sekunden und wechsle dann die Seite.

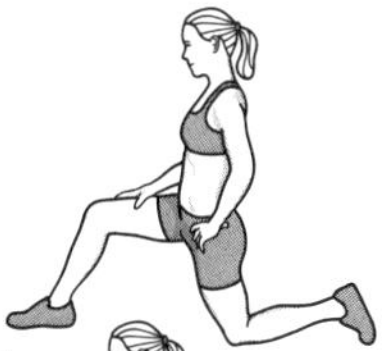

1

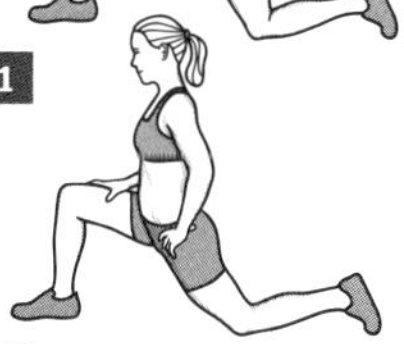

2

Oberschenkel-Hüftbeuger-Dehnung

1. Einen großen Ausfallschritt nach vorn ausführen. Das hintere Knie auf dem Boden absetzen. Das vordere Knie befindet sich über dem Sprunggelenk. Der Oberkörper ist aufrecht.
2. Das Becken so weit nach vorn schieben, bis du eine Dehnung im Hüftbeuger sowie auf der Oberschenkelvorderseite des hinteren Beins wahrnimmst. Halte die Position für 30 Sekunden und wechsle dann die Seite.

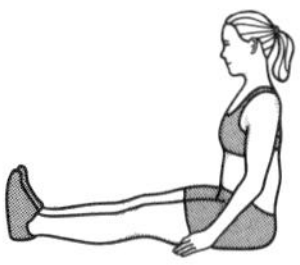

1

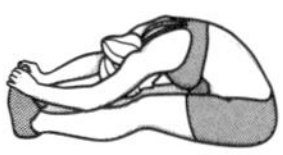

2

Sitzende Vorbeuge

1. Einen aufrechten Sitz mit nach vorn gestreckten Beinen einnehmen.
2. Den Oberkörper nach vorn neigen und die Fußspitzen umgreifen. Den Kopf dabei ganz entspannt hängen lassen. Halte die Position für 30 Sekunden.

Tipp: Sollte die Dehnung zu intensiv sein oder es dir nicht gelingen, die Fußspitzen zu umgreifen, kannst du ein Handtuch zu Hilfe nehmen. Dazu das Handtuch um die Füße legen und mit den Händen jeweils ein Ende greifen.

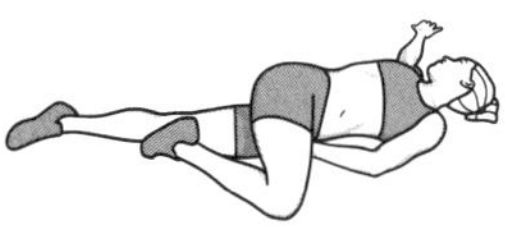

Diagonale Dehnung

Eine Rückenlage einnehmen und einen Fuß so aufstellen, dass sich das Knie etwa im rechten Winkel befindet. Auf der gleichen Seite den Arm zur Seite strecken. Die Handfläche zeigt dabei nach oben. Nun mit der anderen Hand an die Knieaußenseite des aufgestellten Beins fassen und das Bein auf die gegenüberliegende Seite ziehen, wenn möglich, das Knie ablegen. Den Blick zum ausgestreckten Arm richten. Halte die Position für 30 Sekunden und wechsle dann die Seite.

Die Workouts

2

1 Ganzkörpertraining 1 für Einsteiger

Benötigte Hilfsmittel: keine

1 2 3

	Übungen	Belastungszeit in Sek.	Belastungspause in Sek.	Sätze	Intensität	Seite
1	Kniebeuge	30	15	1	1	135
2	Zweipunktvierfüßler	30 pro Seite	15	1	1	127
3	Seilspringen	30	15	1	1	118
4	Liegestütz mit abgelegten Knien	30	15	1	1	122
5	Paddeln in Bauchlage	30	15	1	1	134
6	Beckenheben	30	15	1	1	138
7	Sprinten auf der Stelle	30	15	1	1	118
8	Seitstütz mit abgelegten Knien	30 pro Seite	15	1	1	130

Jede Übung 30 Sekunden
15 Sekunden Pause zwischen jeder Übung
1 Satz pro Übung

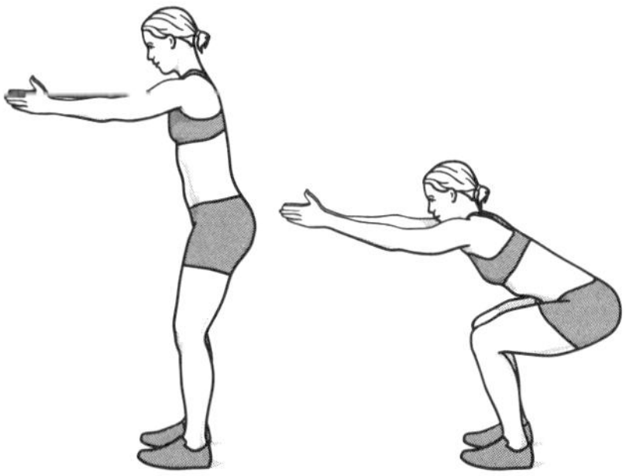

1 Kniebeuge

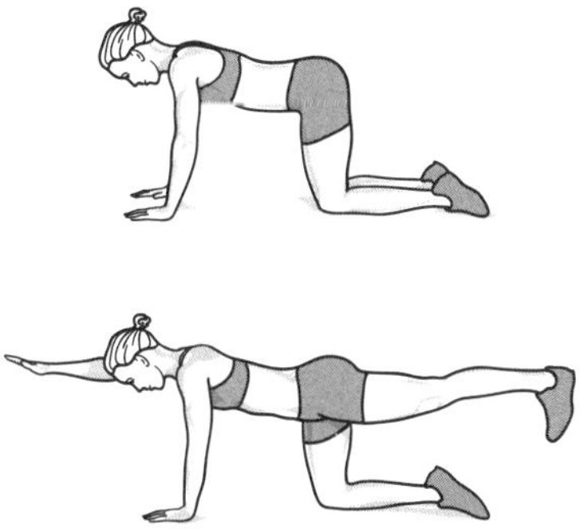

2 Zweipunktvierfüßler

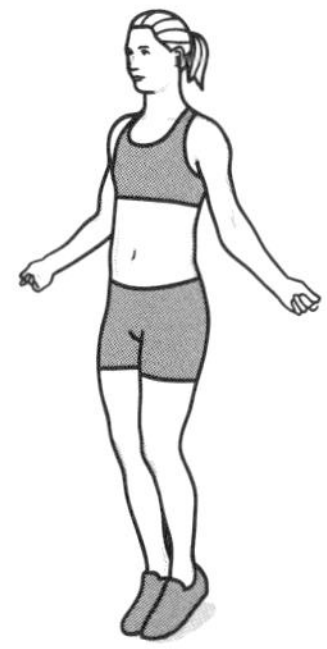

3 Seilspringen

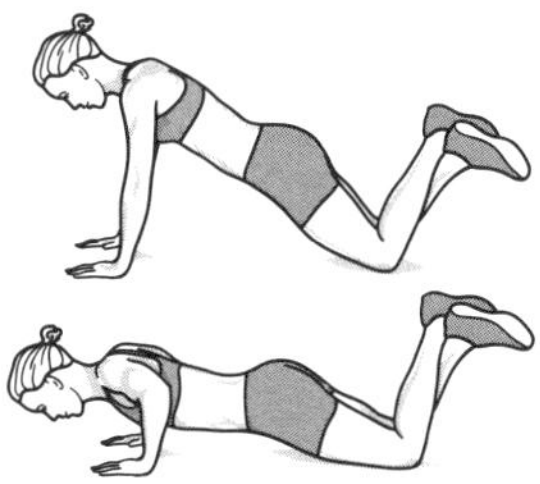

4 Liegestütz mit abgelegten Knien

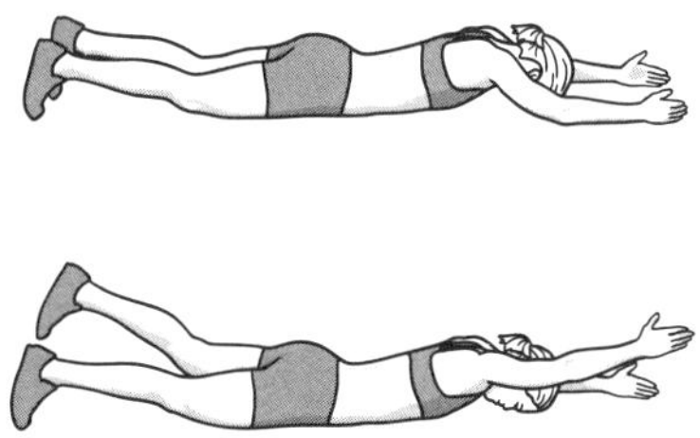

5 Paddeln in Bauchlage

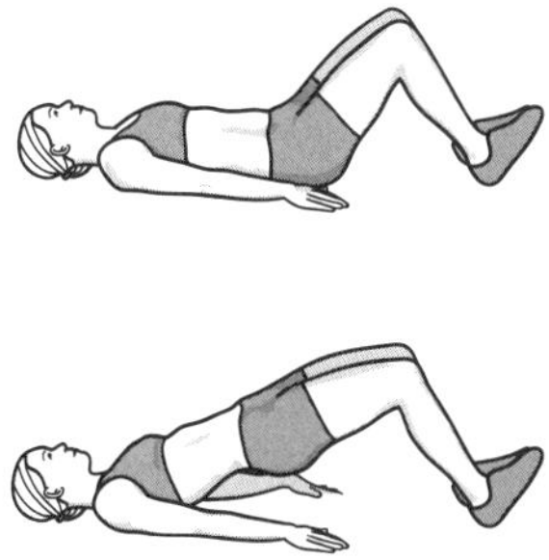

6 Beckenheben

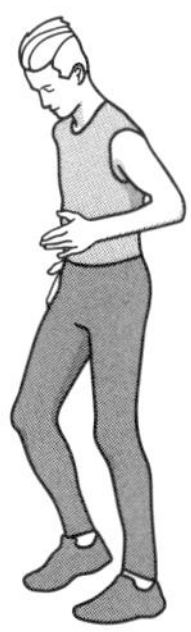

7 Sprinten auf der Stelle

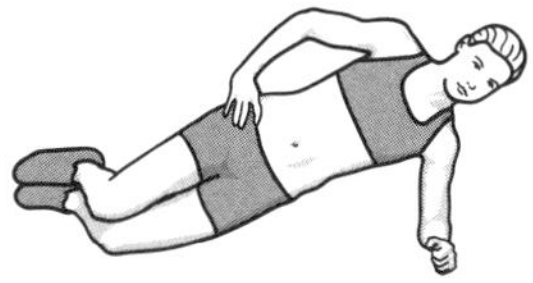

8 Seitstütz mit abgelegten Knien

2 Ganzkörpertraining 2 für Einsteiger

Benötigtes Hilfsmittel: Stuhl oder stabile Kiste

1 2 3

	Übungen	Belastungszeit in Sek.	Belastungspause in Sek.	Sätze	Intensität	Seite
1	Ausfallschritt	30	15	1	1	137
2	Frontstütz mit Armheben	30	15	1	1	127
3	Anfersen	30	15	1	1	119
4	Dip	30	15	1	1	123
5	Seitstütz mit abgelegten Knien	30 pro Seite	15	1	1	130
6	Hampelmann	30	15	1	1	118
7	Armschere in der Kniebeugenposition	30	15	1	1	124
8	Einbeiniges Beckenheben	30 pro Seite	15	1	1	139

Jede Übung 30 Sekunden
15 Sekunden Pause zwischen jeder Übung
1 Satz pro Übung

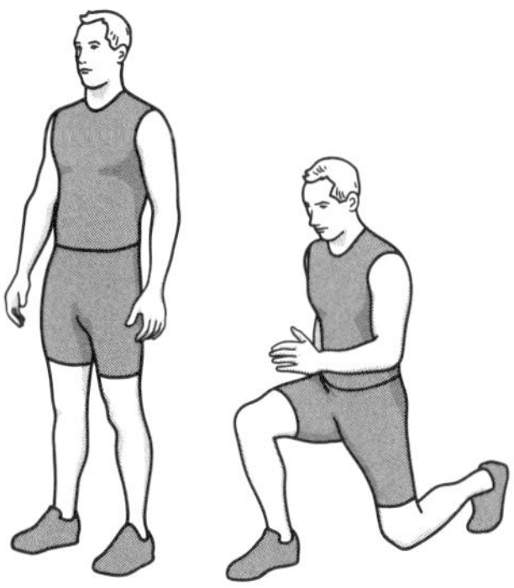

1 Ausfallschritt

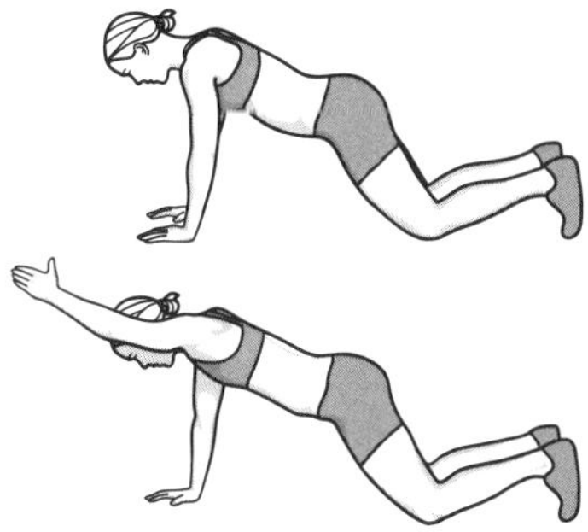

2 Frontstütz mit Armheben

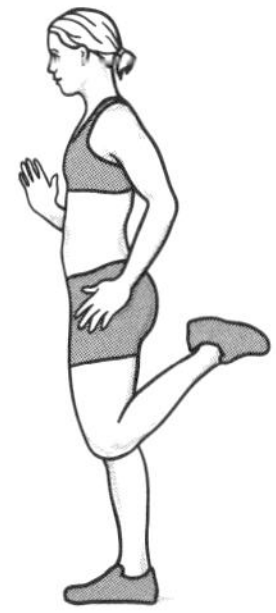

3 Anfersen

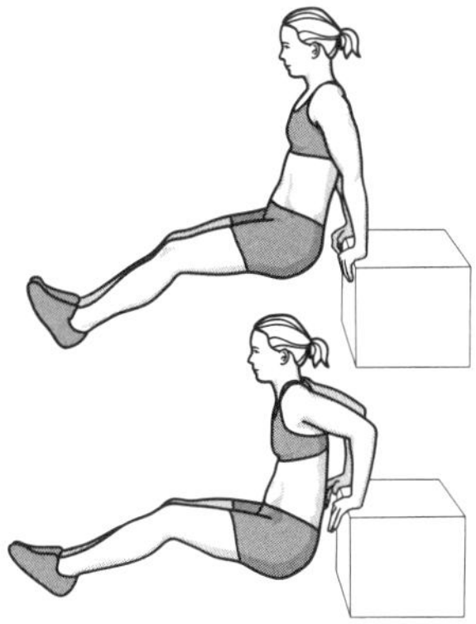

4 Dip

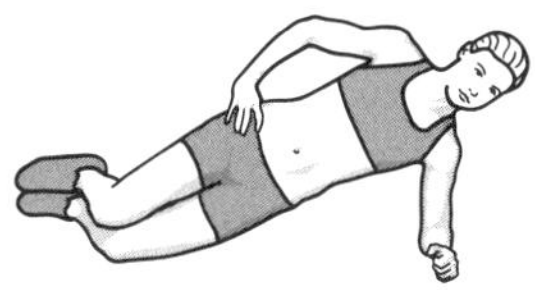

5 Seitstütz mit abgelegten Knien

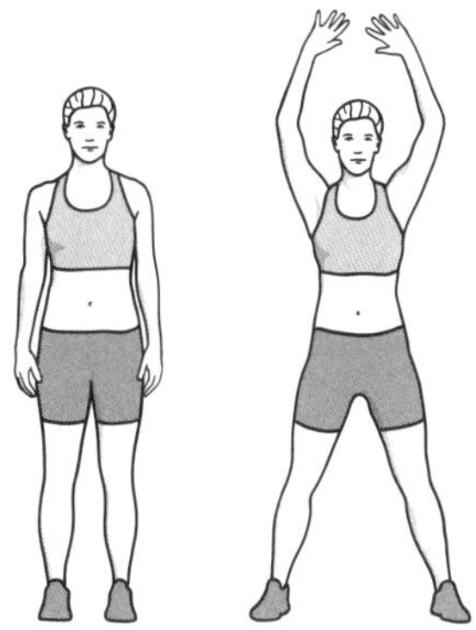

6 Hampelmann

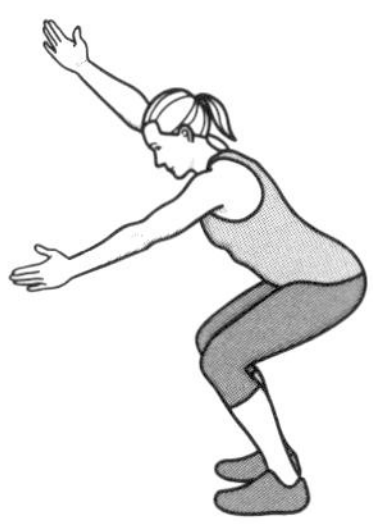

7 Armschere in der Kniebeugenposition

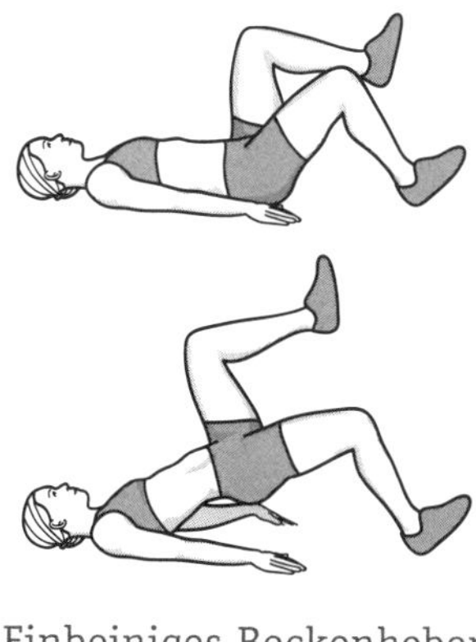

8 Einbeiniges Beckenheben

3 Ganzkörpertraining 3 für Einsteiger

Benötigtes Hilfsmittel: Gymnastikball

1 2 3

	Übungen	Belastungszeit in Sek.	Belastungspause in Sek.	Sätze	Intensität	Seite
1	Hohe Wechselsprünge mit Überkreuzen	30	15	2	1	119
2	Beinbeugen mit Gymnastikball	30	15	2	1	139
3	Stütz mit abwechselndem Beinheben auf Gymnastikball	30	15	2	1	129
4	Kniebeuge	30	15	2	1	135
5	Seitliches Armheben auf Gymnastikball	30	15	2	1	124

Jede Übung 30 Sekunden
15 Sekunden Pause zwischen jeder Übung
2 Sätze pro Übung

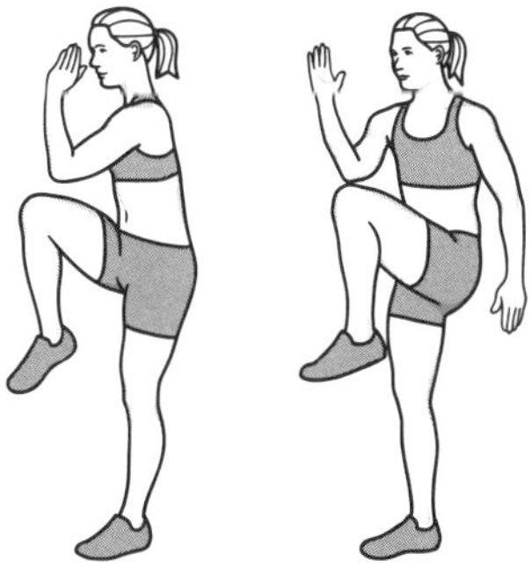

1 Hohe Wechselsprünge mit Überkreuzen

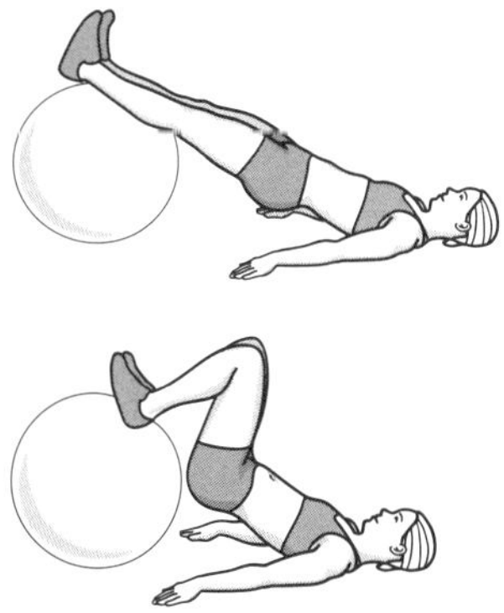

2 Beinbeugen mit Gymnastikball

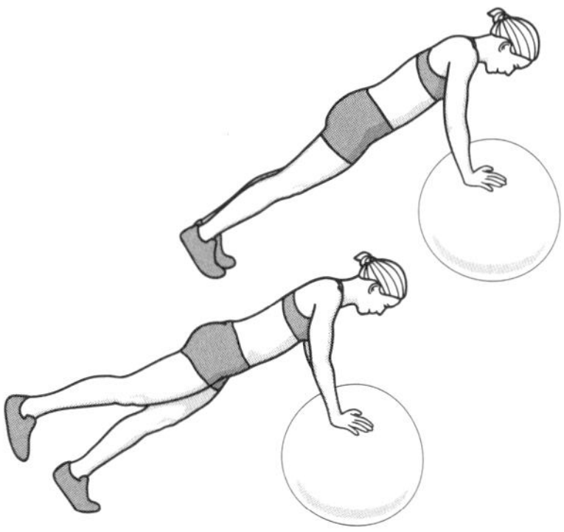

3 Stütz mit abwechselndem Beinheben auf Gymnastikball

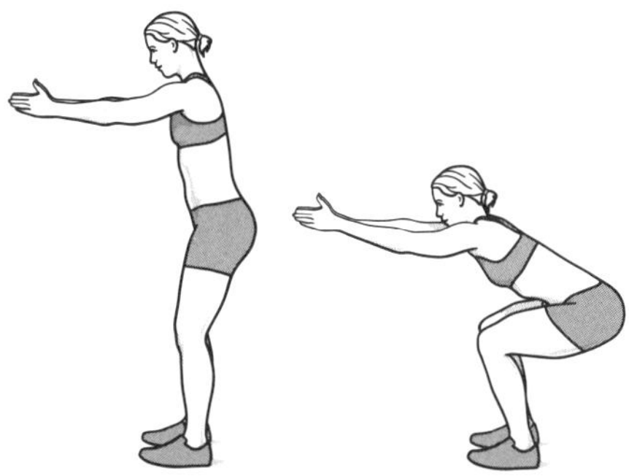

4 Kniebeuge

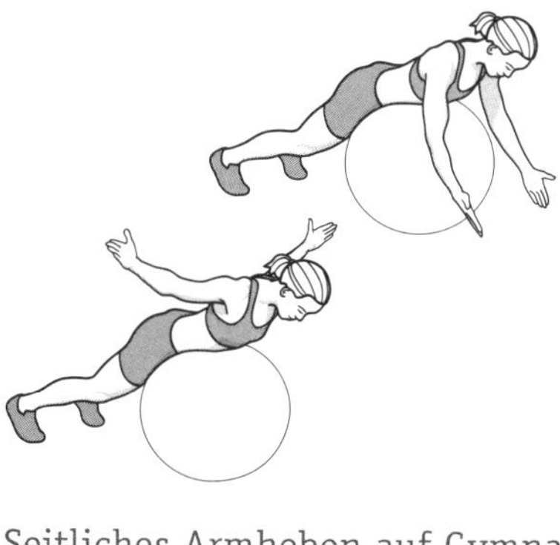

5 Seitliches Armheben auf Gymnastikball

4 Ganzkörpertraining 4 für Einsteiger

Benötigtes Hilfsmittel: Miniband

1 2 3

	Übungen	Belastungszeit in Sek.	Belastungspause in Sek.	Sätze	Intensität	Seite
1	Hohes Marschieren mit Miniband	30	15	1	1	121
2	Frontstütz mit Armheben	30	15	1	1	127
3	Beckenheben mit Miniband	30	15	1	1	139
4	Schulteraußenrotation mit Miniband	30	15	1	1	124
5	Scherensprung mit Miniband	30	15	1	1	122
6	Hüftrotation im Liegen mit Miniband	30 pro Seite	15	1	1	140
7	Boxen mit Miniband	30	15	1	1	122
8	Paddeln in Bauchlage	30	15	1	1	134
9	Ausfallschritt	30	15	1	1	137

Jede Übung 30 Sekunden
15 Sekunden Pause zwischen jeder Übung
1 Satz pro Übung

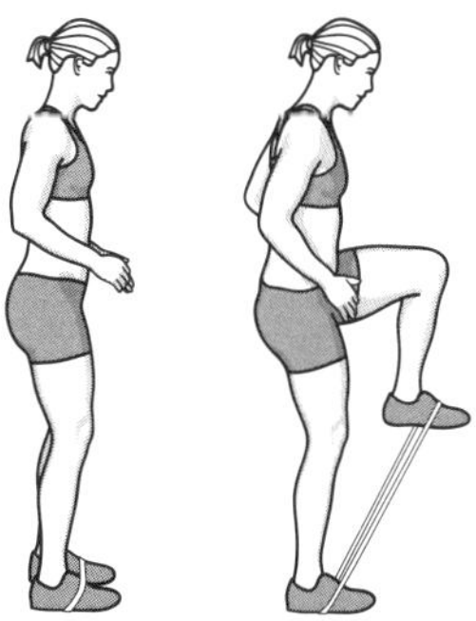

1 Hohes Marschieren mit Miniband

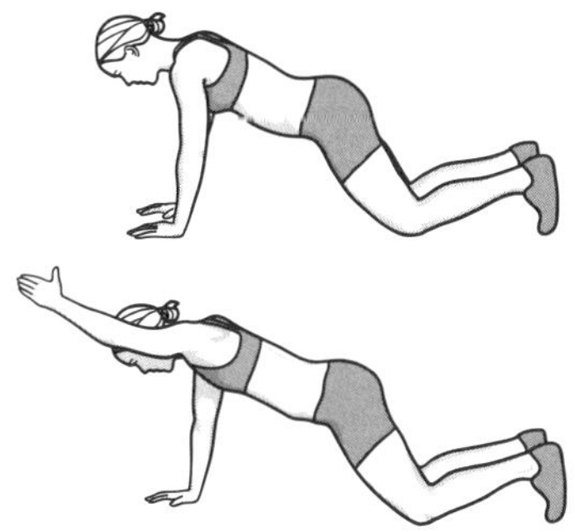

2 Frontstütz mit Armheben

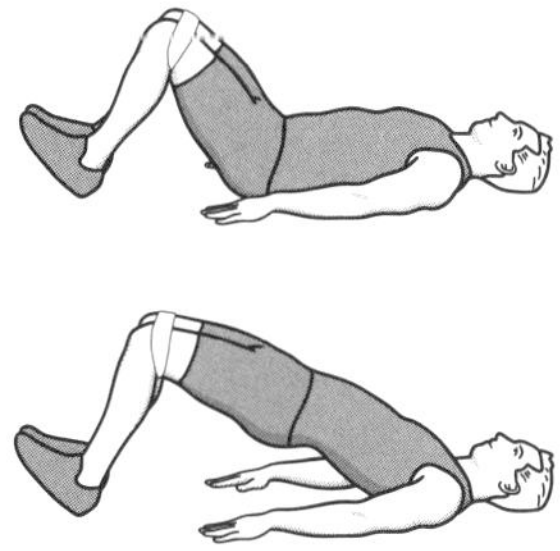

3 Beckenheben mit Miniband

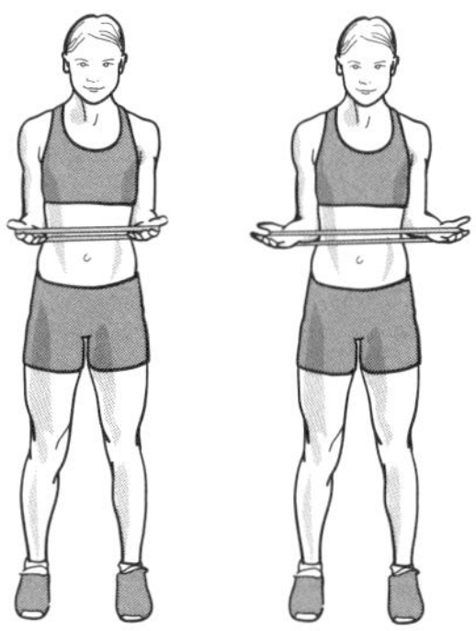

4 Schulteraußenrotation mit Miniband

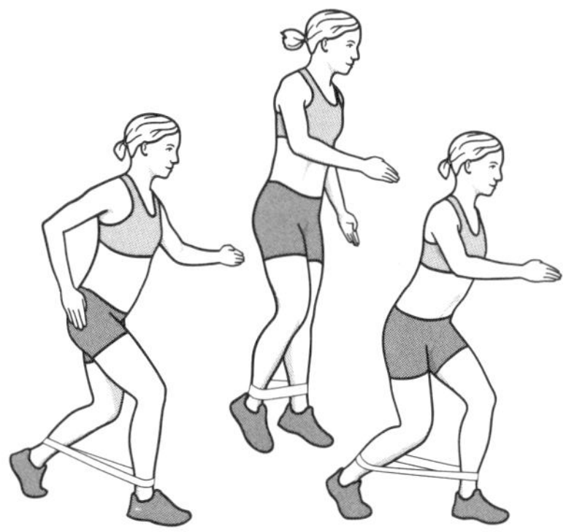

5 Scherensprung mit Miniband

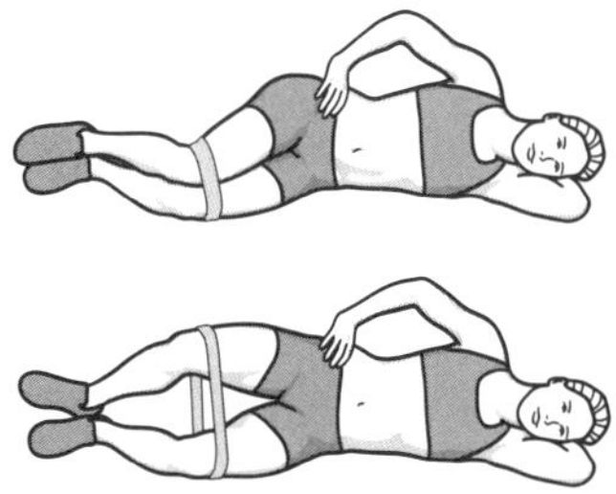

6 Hüftrotation im Liegen mit Miniband

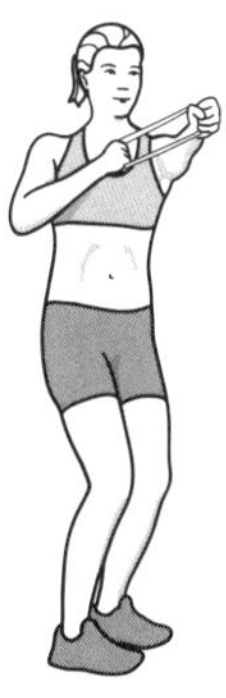

7 Boxen mit Miniband

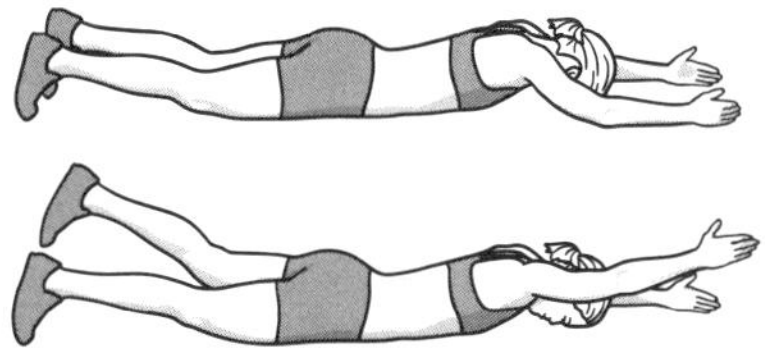

8 Paddeln in Bauchlage

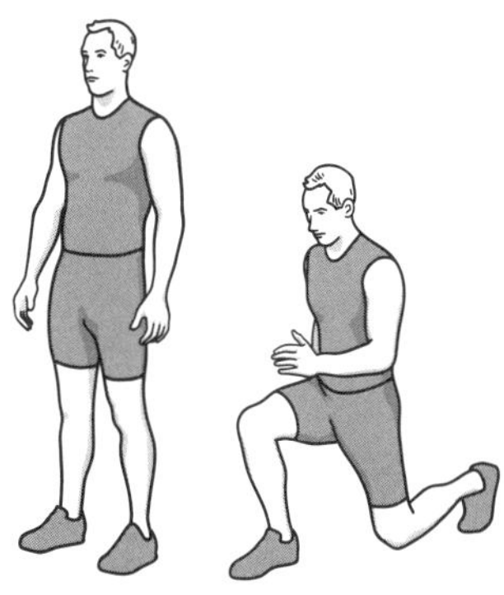

9 Ausfallschritt

5 Ganzkörpertraining 5 für Einsteiger

Benötigte Hilfsmittel: keine

1 2 3

	Übungen	Belastungszeit in Sek.	Belastungspause in Sek.	Sätze	Intensität	Seite
1	Hohe Wechselsprünge auf der Stelle	30	15	1	1	119
2	Crunch	30	15	1	1	131
3	Liegestütz mit abgelegten Knien	30	15	1	1	122
4	Einbeiniges Beckenheben	30 pro Seite	15	1	1	139
5	Anfersen	30	15	1	1	119
6	Liegende Rumpfrotation mit angewinkelten Beinen	30	15	1	1	133
7	Bergsteiger im Stütz	30	15	1	1	128
8	Seitlicher Ausfallschritt	30 pro Seite	15	1	1	137

Jede Übung 30 Sekunden
15 Sekunden Pause zwischen jeder Übung
1 Satz pro Übung

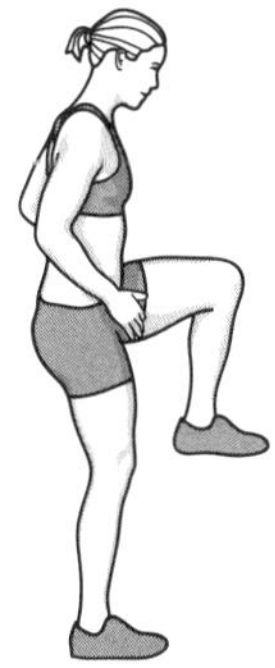

1 Hohe Wechselsprünge auf der Stelle

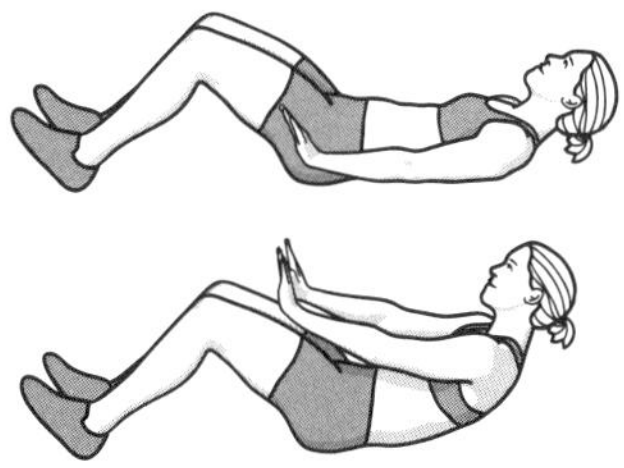

2 Crunch

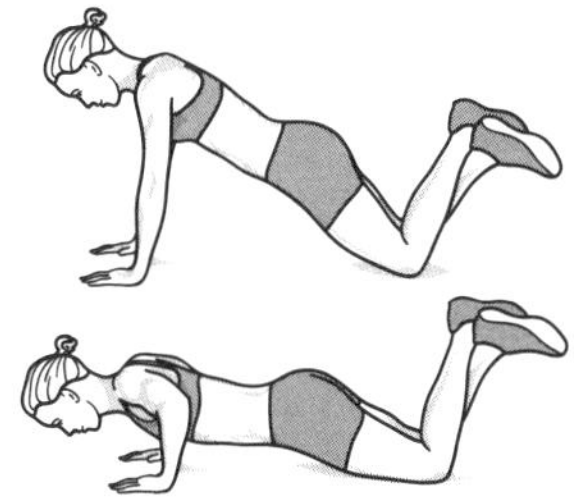

3 Liegestütz mit abgelegten Knien

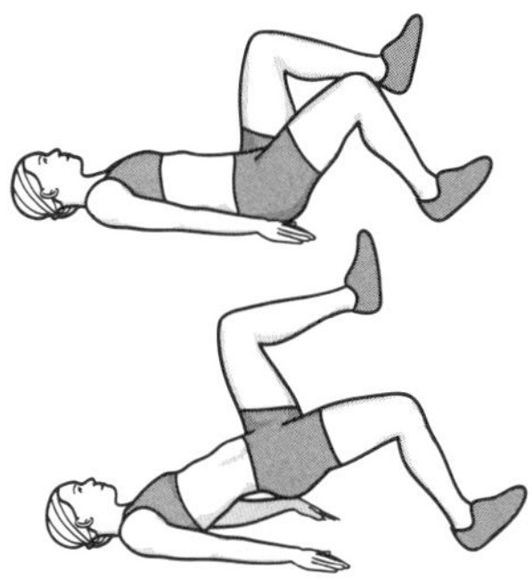

4 Einbeiniges Beckenheben

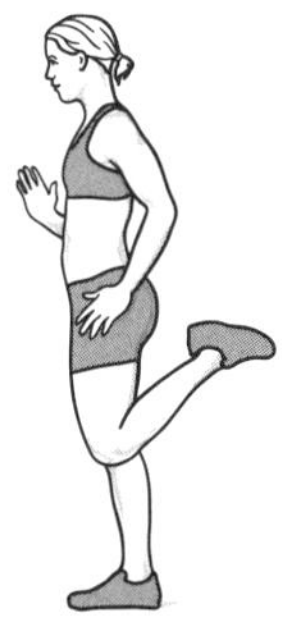

5 Anfersen

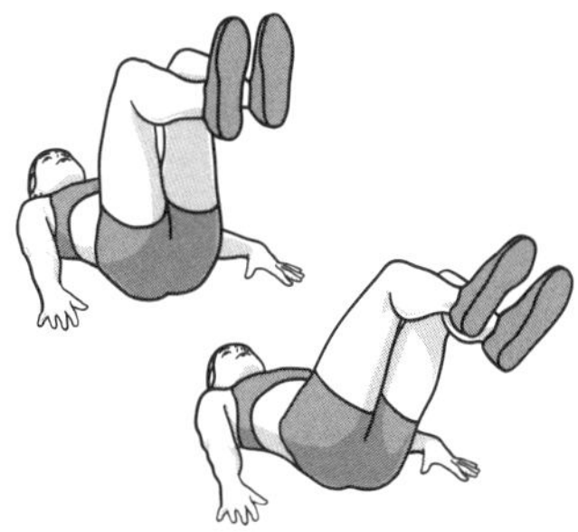

6 Liegende Rumpfrotation mit angewinkelten Beinen

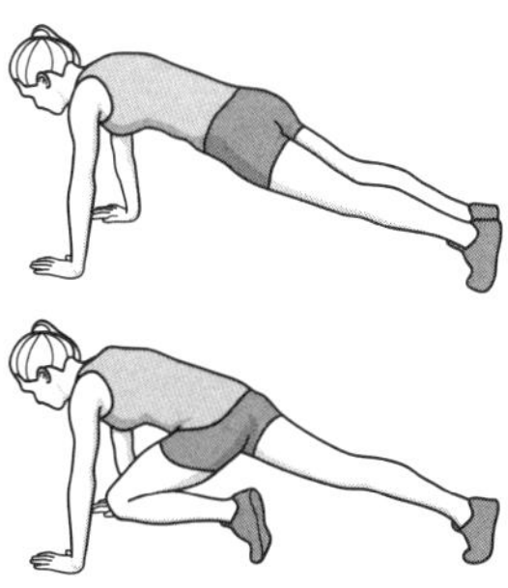

7 Bergsteiger im Stütz

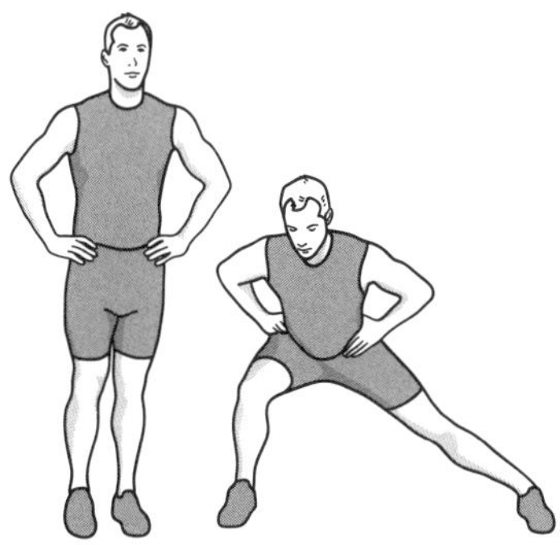

8 Seitlicher Ausfallschritt

6 Ganzkörpertraining 1 für Fortgeschrittene

Benötigte Hilfsmittel: keine

1 **2** 3

	Übungen	Belastungszeit in Sek.	Belastungspause in Sek.	Sätze	Intensität	Seite
1	Hampelmann	30	10	2	1	118
2	Unterarmstütz	30	10	2	2	128
3	Ausfallschritt	30	10	2	1	137
4	Seitstütz	30 pro Seite	10	2	2	130
5	Liegestütz	30	10	2	2	123

Jede Übung 30 Sekunden
10 Sekunden Pause zwischen jeder Übung
2 Sätze pro Übung

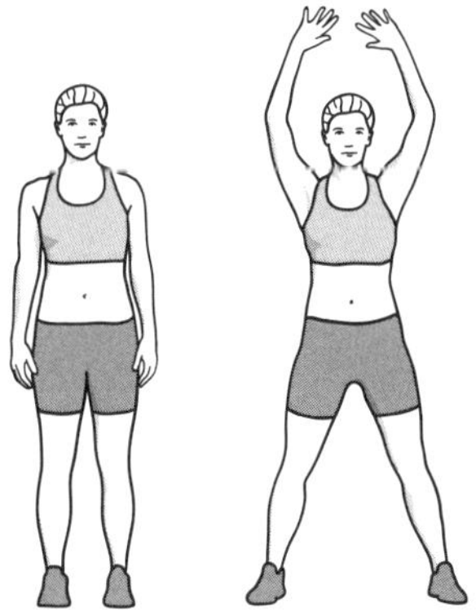

1 Hampelmann

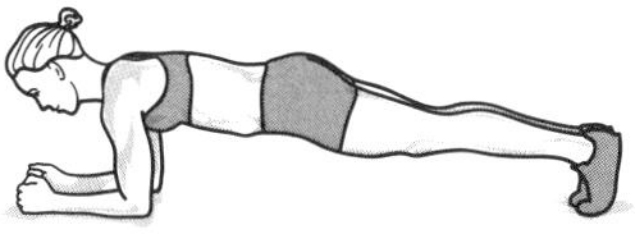

2 Unterarmstütz

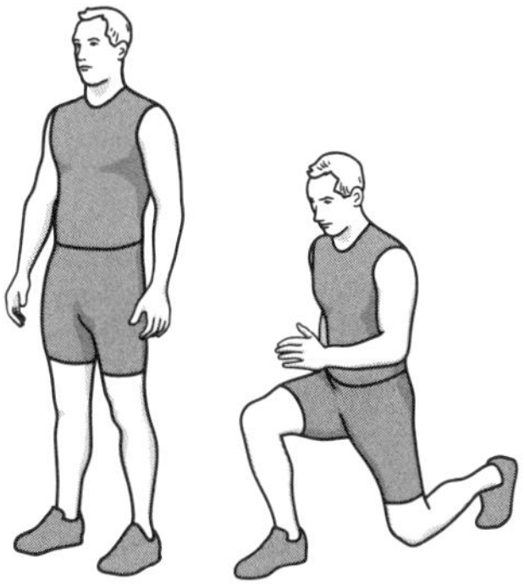

3 Ausfallschritt

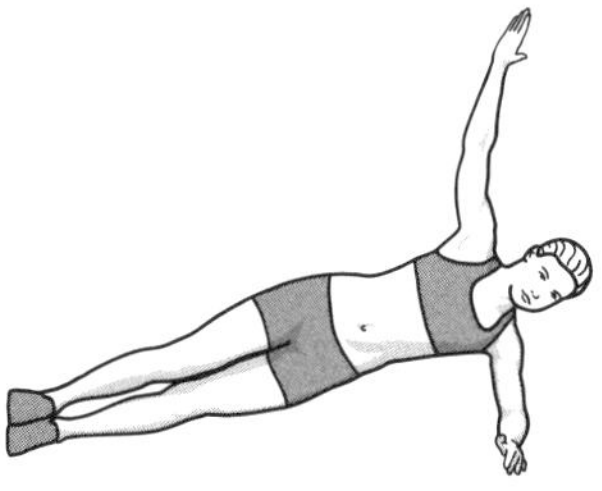

4 Seitstütz

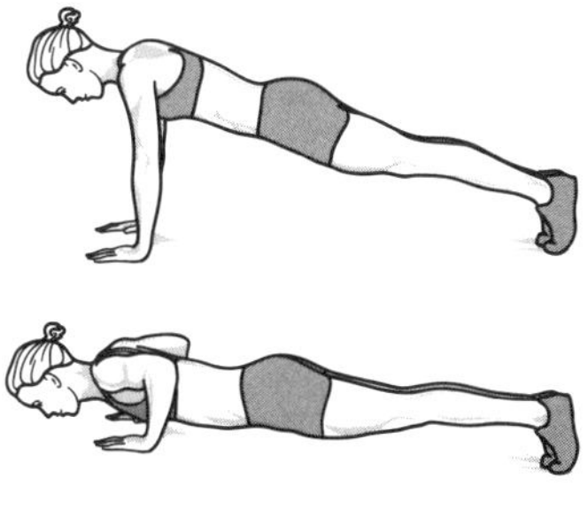

5 Liegestütz

7 Ganzkörpertraining 2 für Fortgeschrittene

Benötigtes Hilfsmittel: Stuhl oder stabile Kiste

1 **2** 3

	Übungen	Belastungszeit in Sek.	Belastungspause in Sek.	Sätze	Intensität	Seite
1	Kniebeugensprung	30	10	1	2	120
2	Dip	30	10	1	1	123
3	Crunch	30	10	1	1	131
4	Seitlicher Ausfallschritt	30 pro Seite	10	1	1	137
5	Sprinten auf der Stelle	30	10	1	1	118
6	Zweipunktstütz	30 pro Seite	10	1	2	128
7	Käfer	30	10	1	2	131
8	Seitstütz	30 pro Seite	10	1	2	130

Jede Übung 30 Sekunden
10 Sekunden Pause zwischen jeder Übung
1 Satz pro Übung

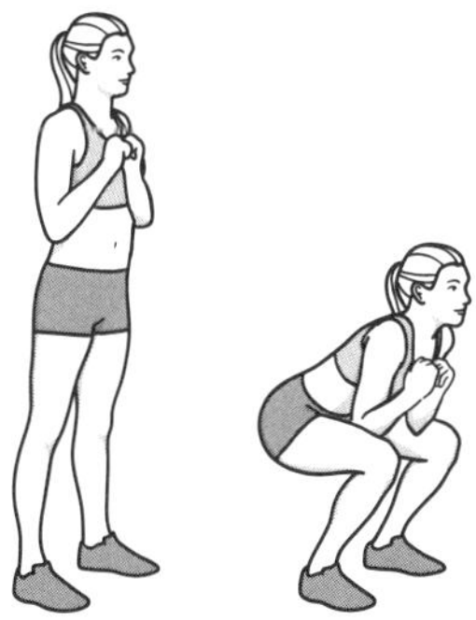

1 Kniebeugensprung

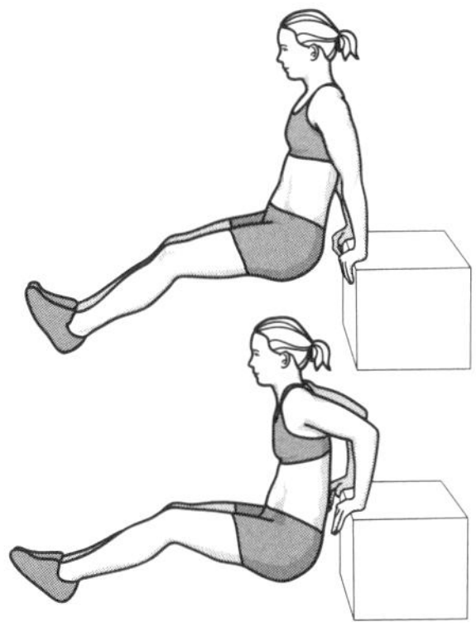

2 Dip

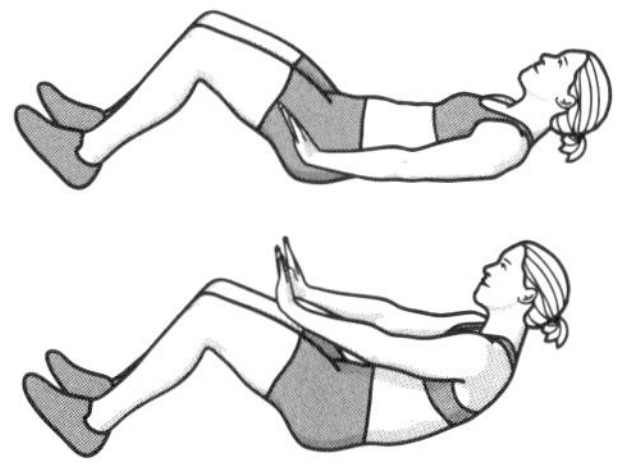

3 Crunch

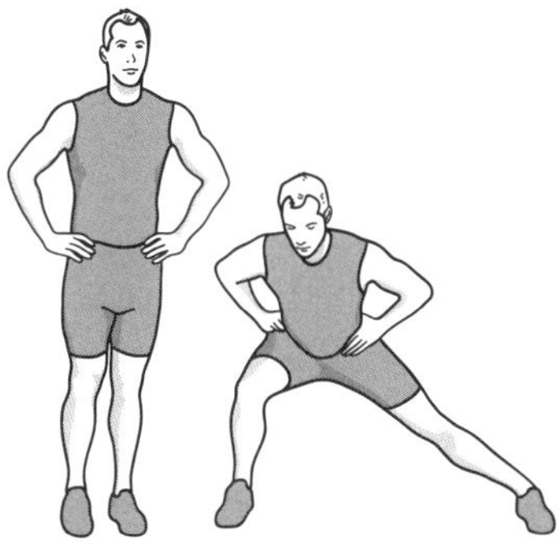

4 Seitlicher Ausfallschritt

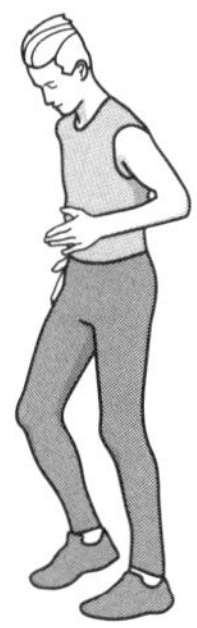

5 Sprinten auf der Stelle

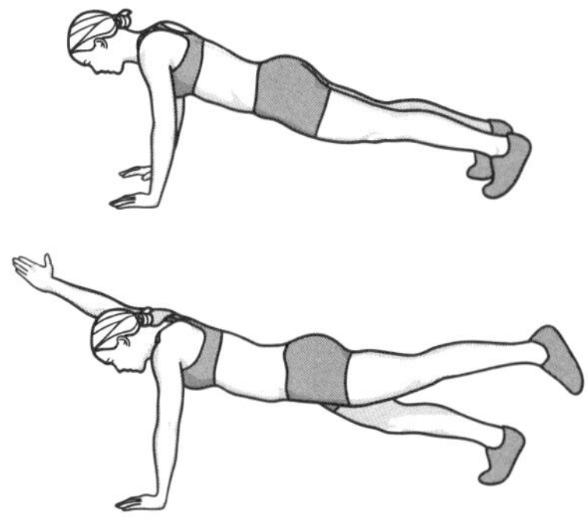

6 Zweipunktstütz

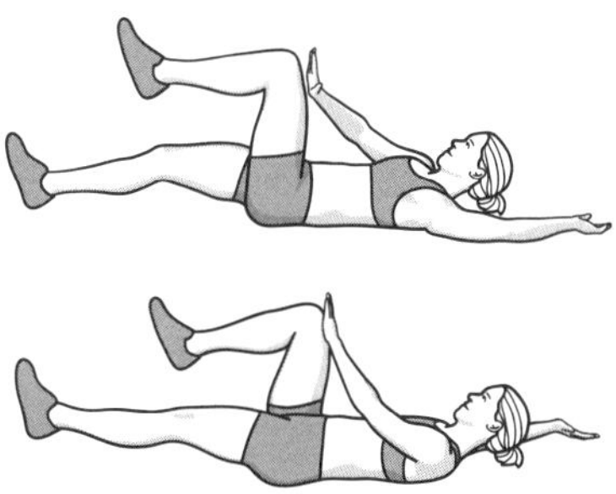

7 Käfer

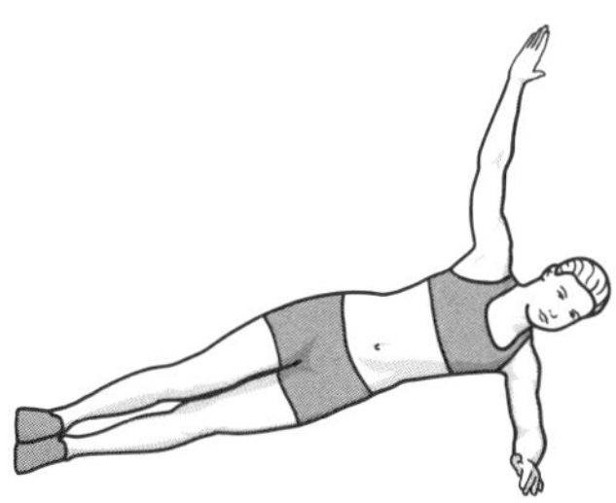

8 Seitstütz

8 Ganzkörpertraining 3 für Fortgeschrittene

Benötigtes Hilfsmittel: Gymnastikball

1 **2** 3

	Übungen	Belastungszeit in Sek.	Belastungspause in Sek.	Sätze	Intensität	Seite
1	Hohe Wechselsprünge auf der Stelle	30	10	1	1	119
2	Crunch mit Gymnastikball	30	10	1	2	129
3	Beinbeugen mit Gymnastikball	30	10	1	1	139
4	Liegestütz	30	10	1	2	123
5	Anfersen	30	10	1	1	119
6	Seitliches Armheben auf Gymnastikball	30	10	1	1	124
7	Unterarmstütz auf Gymnastikball	30	10	1	2	129
8	Kniebeuge	30	10	1	1	135
9	Seitstütz mit Gymnastikball	30 pro Seite	10	1	2	130
10	Rumpfrotation auf Gymnastikball	30	10	1	1	133

Jede Übung 30 Sekunden
10 Sekunden Pause zwischen jeder Übung
1 Satz pro Übung

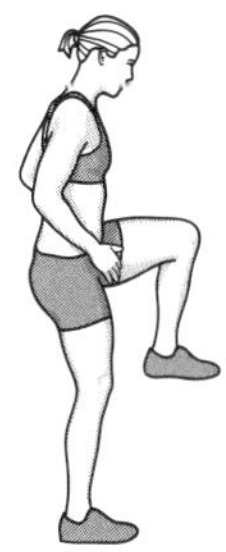

1 Hohe Wechselsprünge auf der Stelle

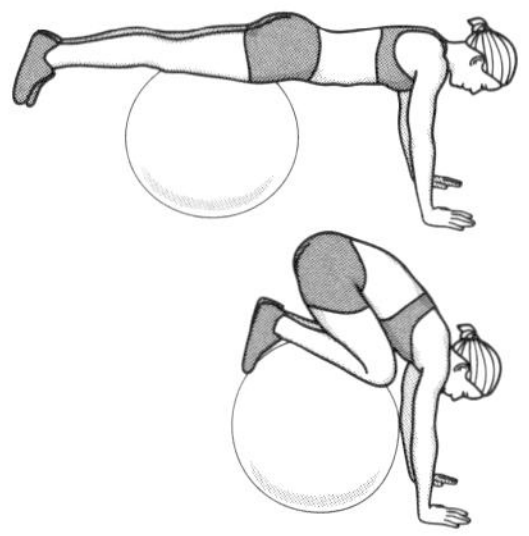

2 Crunch mit Gymnastikball

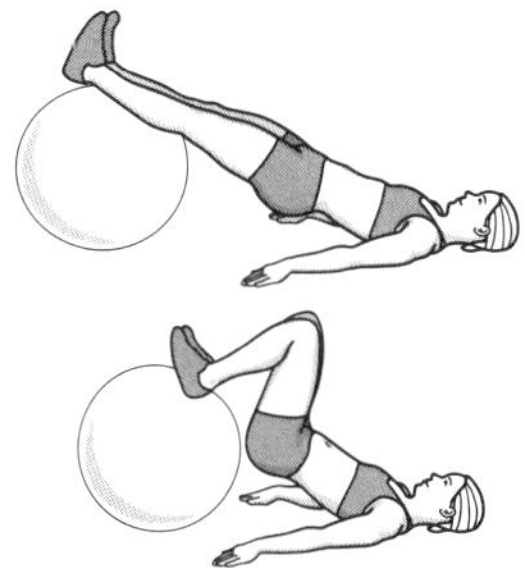

3 Beinbeugen mit Gymnastikball

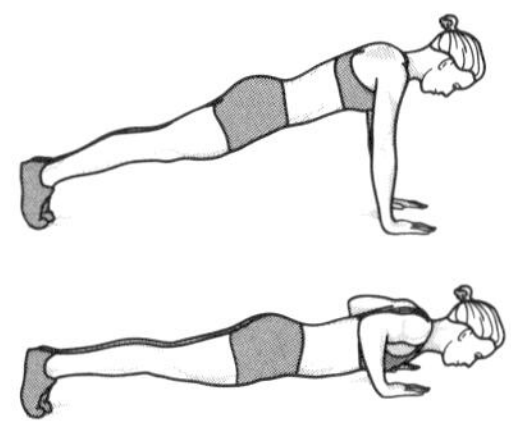

4 Liegestütz

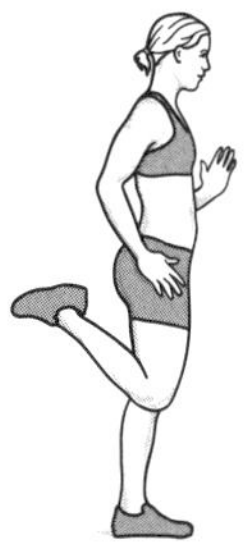

5 Anfersen

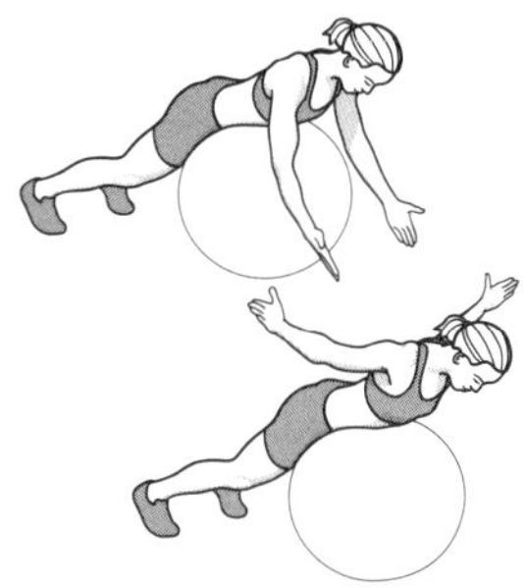

6 Seitliches Armheben auf Gymnastikball

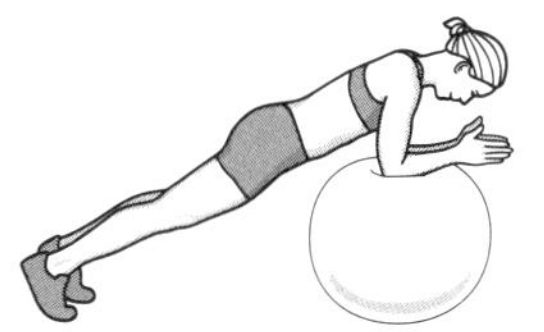

7 Unterarmstütz auf Gymnastikball

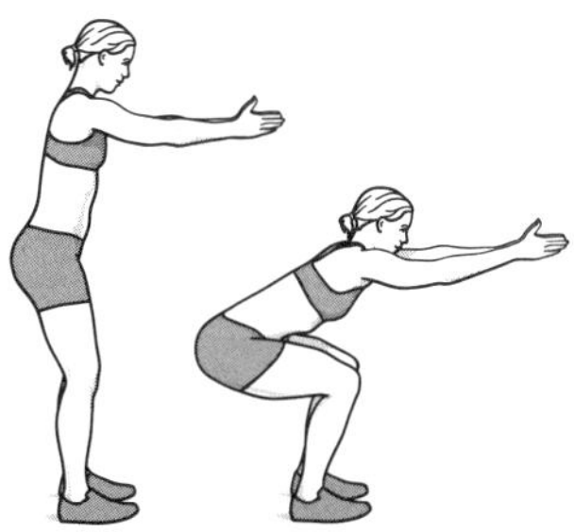

8 Kniebeuge

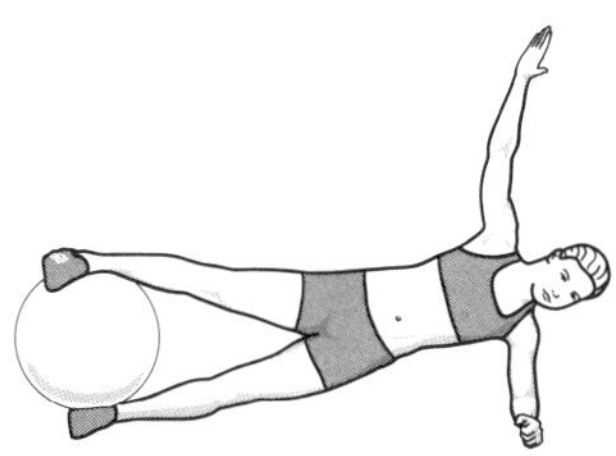

9 Seitstütz mit Gymnastikball

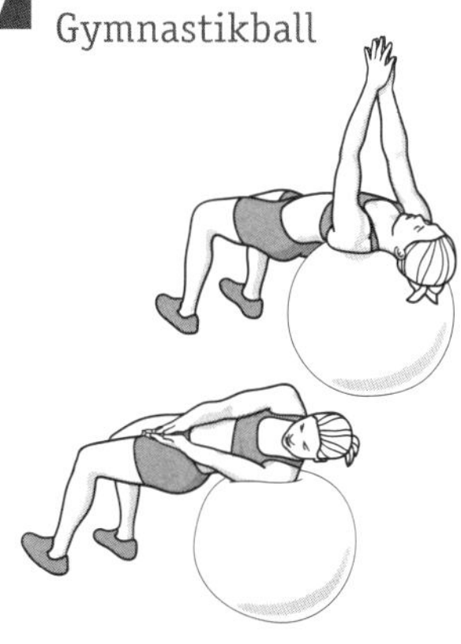

10 Rumpfrotation auf Gymnastikball

9 Ganzkörpertraining 4 für Fortgeschrittene

Benötigte Hilfsmittel: 2 Kurzhanteln

1 **2** 3

	Übungen	Belastungszeit in Sek.	Belastungspause in Sek.	Sätze	Intensität	Seite
1	Hohe Wechselsprünge mit Überkreuzen	30	10	2	1	119
2	Kniebeuge mit Kurzhanteln	30	10	2	2	135
3	Unterarmstütz	30	10	2	2	128
4	Schulterdrücken mit Kurzhanteln	30	10	2	1	125
5	Seilspringen	30	10	2	1	118
6	Käfer	30	10	2	2	131

Jede Übung 30 Sekunden
10 Sekunden Pause zwischen jeder Übung
2 Sätze pro Übung

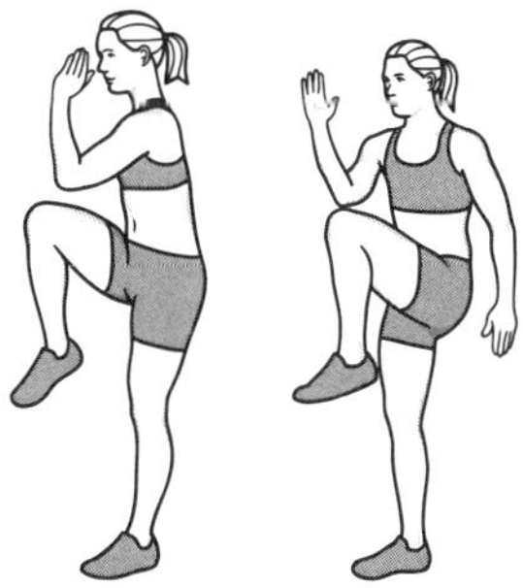

1 Hohe Wechselsprünge mit Überkreuzen

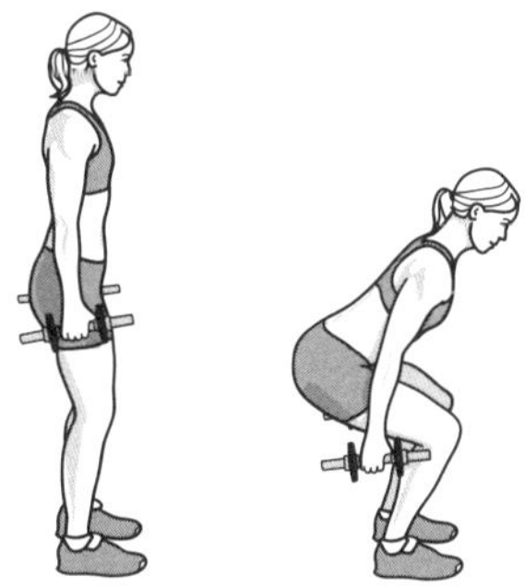

2 Kniebeuge mit Kurzhanteln

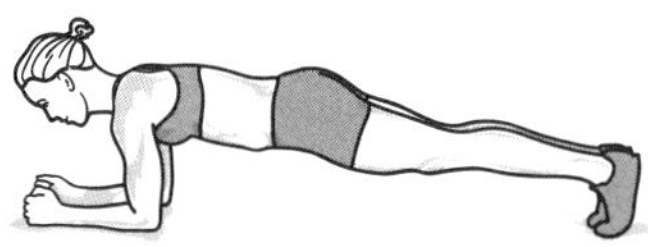

3 Unterarmstütz

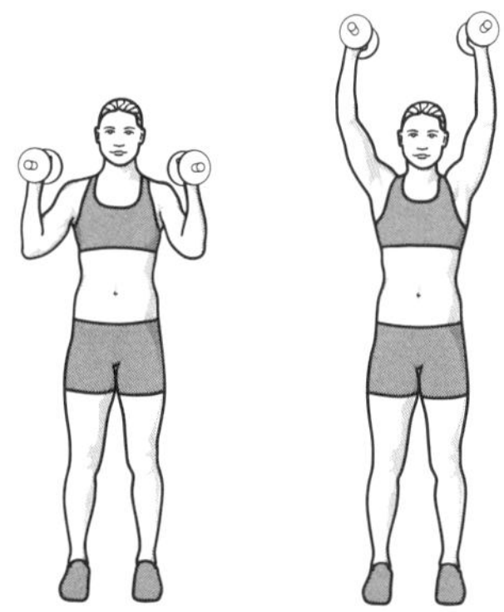

4 Schulterdrücken mit Kurzhanteln

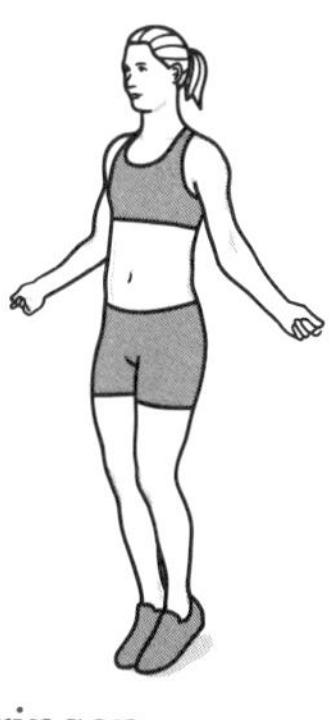

5 Seilspringen

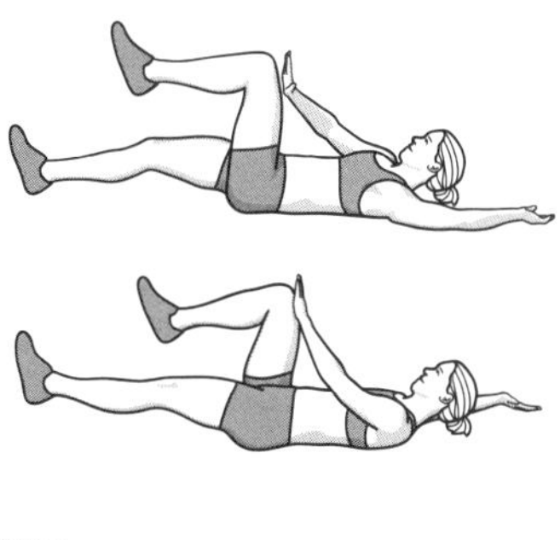

6 Käfer

10 Ganzkörpertraining 5 für Fortgeschrittene

Benötigte Hilfsmittel: keine

1 **2** 3

	Übungen	Belastungszeit in Sek.	Belastungspause in Sek.	Sätze	Intensität	Seite
1	Sprinten auf der Stelle	30	10	1	1	118
2	Latdrücken in Rückenlage	30	10	1	2	126
3	Zweipunktstütz	30 pro Seite	10	1	2	128
4	Paddeln in Bauchlage	30	10	1	1	134
5	Kniebeuge	30	10	1	1	135
6	Seitlicher Ausfallschritt	30 pro Seite	10	1	1	137
7	Tiefe Wechselsprünge	30	10	1	2	120
8	Armschere in der Kniebeugenposition	30	10	1	1	124
9	Unterarmstütz	30	10	1	2	128

Jede Übung 30 Sekunden
10 Sekunden Pause zwischen jeder Übung
1 Satz pro Übung

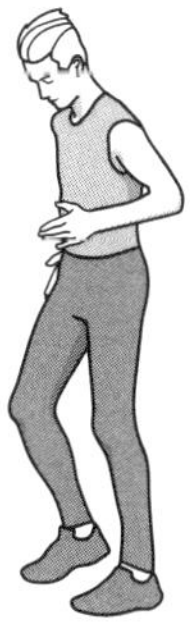

1 Sprinten auf der Stelle

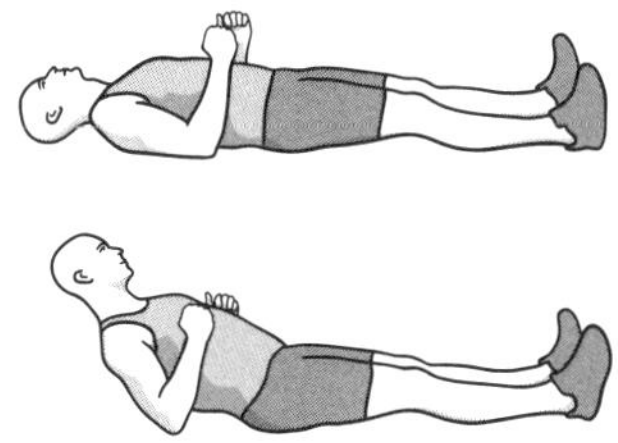

2 Latdrücken in Rückenlage

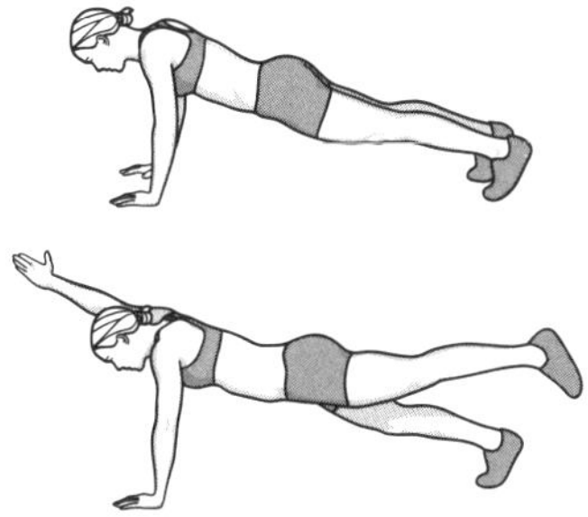

3 Zweipunktstütz

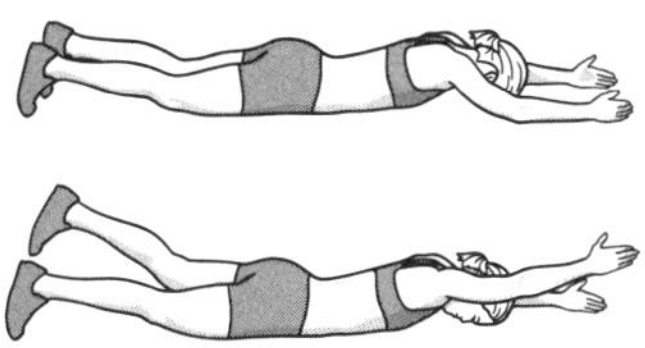

4 Paddeln in Bauchlage

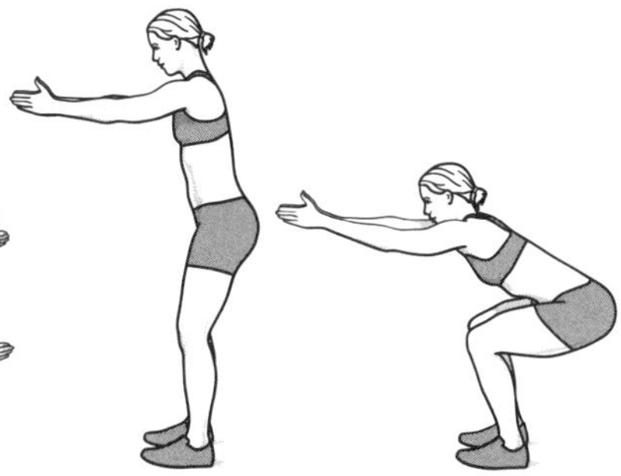

5 Kniebeuge

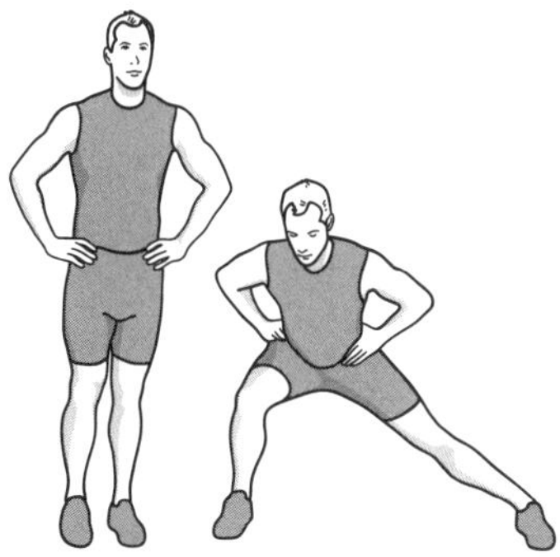

6 Seitlicher Ausfallschritt

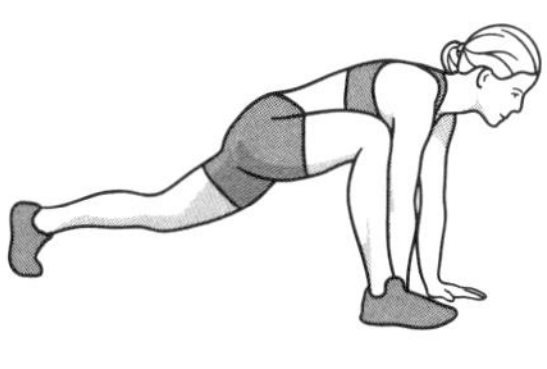

7 Tiefe Wechselsprünge

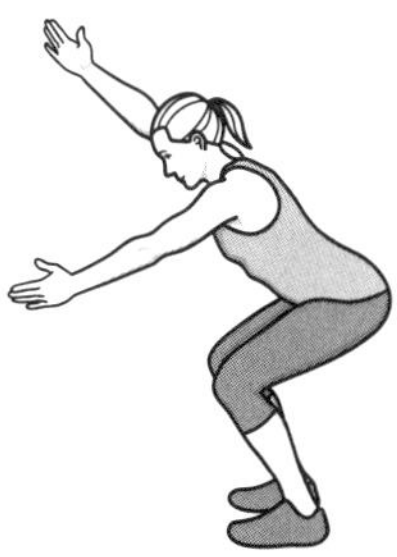

8 Armschere in der Kniebeugenposition

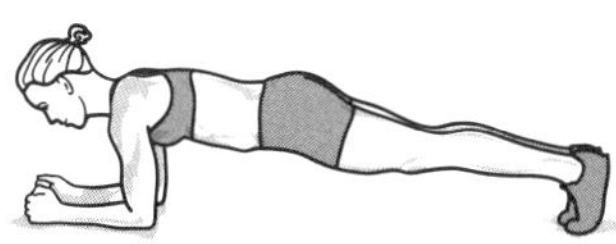

9 Unterarmstütz

11 Ganzkörpertraining 6 für Fortgeschrittene

Benötigtes Hilfsmittel: Kettlebell

1 **2** 3

	Übungen	Belastungszeit in Sek.	Belastungspause in Sek.	Sätze	Intensität	Seite
1	Kettlebell-Swing	30	10	2	2	136
2	Liegestütz	30	10	2	2	123
3	Käfer	30	10	2	2	131
4	Einarmiges Schulterdrücken mit Kettlebell	30 pro Seite	10	2	2	125
5	Kreuzheben mit Kettlebell	30	10	2	2	136

Jede Übung 30 Sekunden
10 Sekunden Pause zwischen jeder Übung
2 Sätze pro Übung

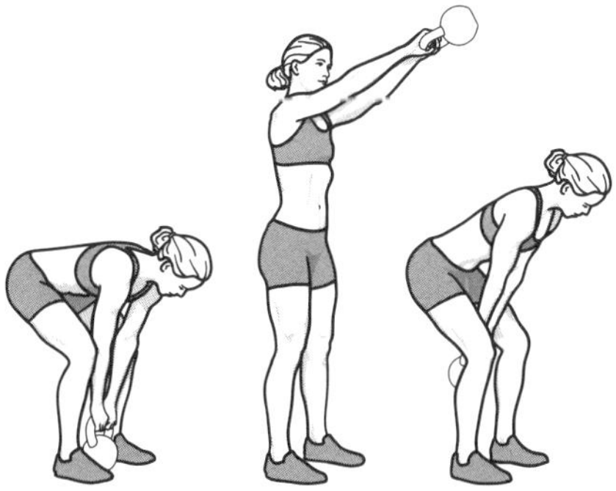

1 Kettlebell-Swing

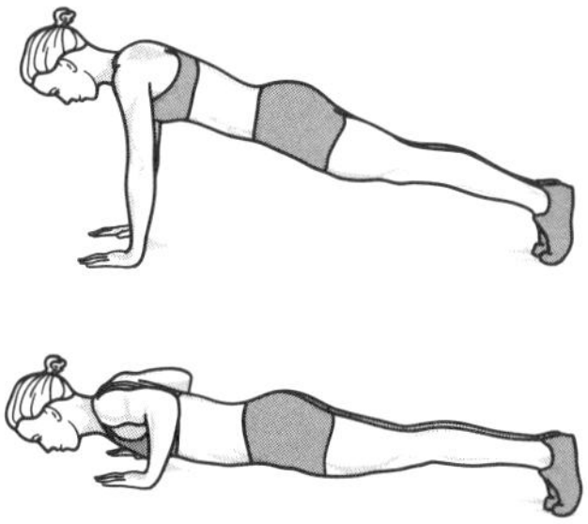

2 Liegestütz

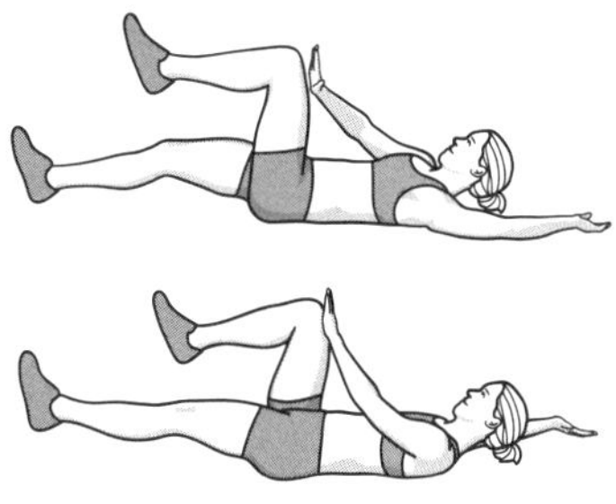

3 Käfer

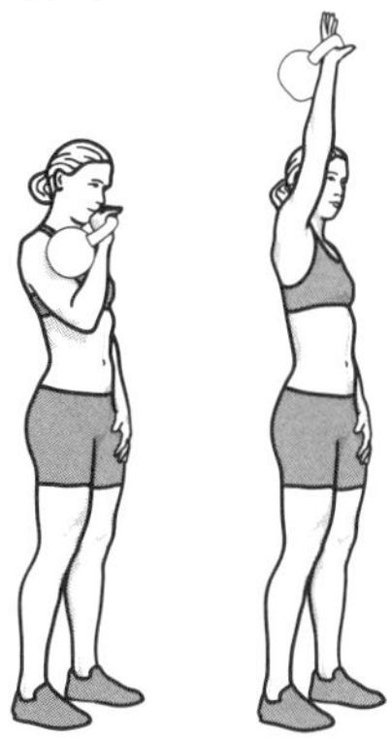

4 Einarmiges Schulterdrücken mit Kettlebell

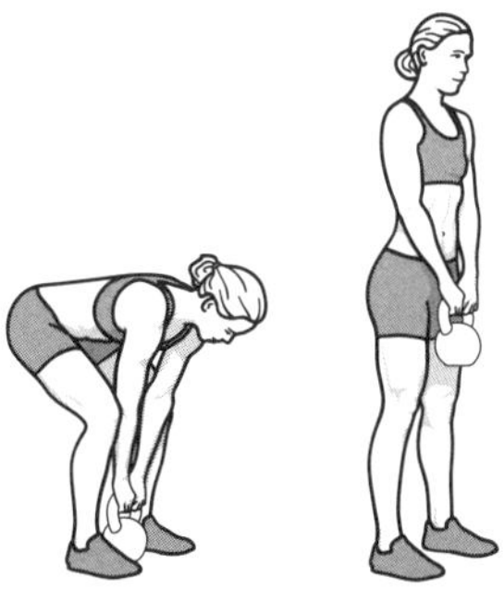

5 Kreuzheben mit Kettlebell

12 Ganzkörpertraining 7 für Fortgeschrittene

Benötigte Hilfsmittel: Miniband, 2 Kurzhanteln, Stuhl oder stabile Kiste

1 **2** 3

	Übungen	Belastungszeit in Sek.	Belastungspause in Sek.	Sätze	Intensität	Seite
1	Trippeln mit Miniband	30	10	1	1	121
2	Seitstütz	30 pro Seite	10	1	2	130
3	Ausfallschritt mit Kurzhanteln	30 pro Seite	10	1	2	138
4	Zweipunktstütz	30 pro Seite	10	1	2	128
5	Scherensprung mit Miniband	30	10	1	1	122
6	Dip	30	10	1	1	123
7	Crunch	30	10	1	1	131
8	Schulterdrücken mit Kurzhanteln	30	10	1	1	125

Jede Übung 30 Sekunden
10 Sekunden Pause zwischen jeder Übung
1 Satz pro Übung

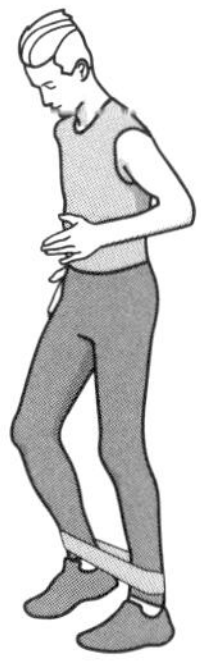

1 Trippeln mit Miniband

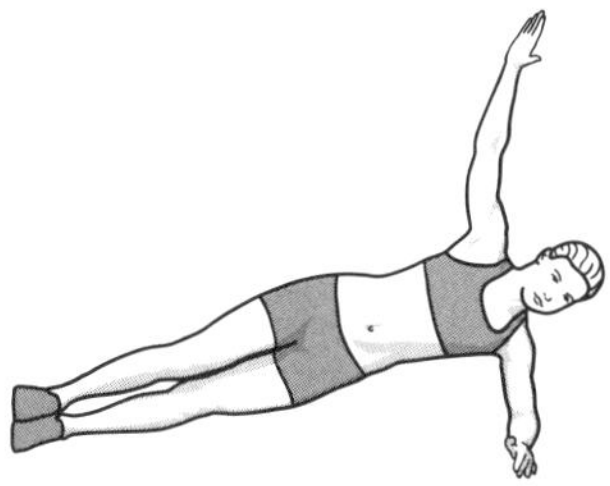

2 Seitstütz

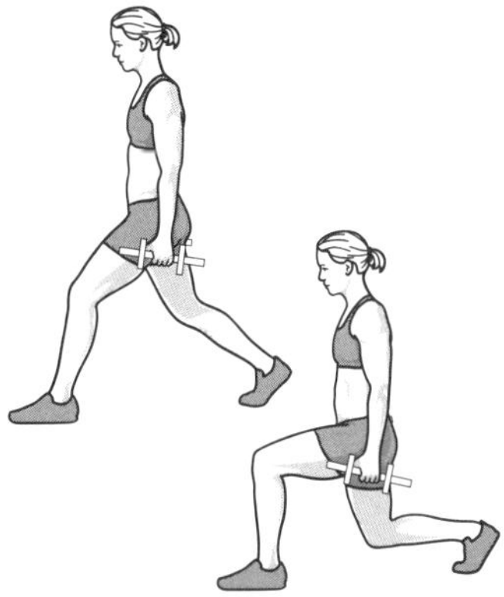

3 Ausfallschritt mit Kurzhanteln

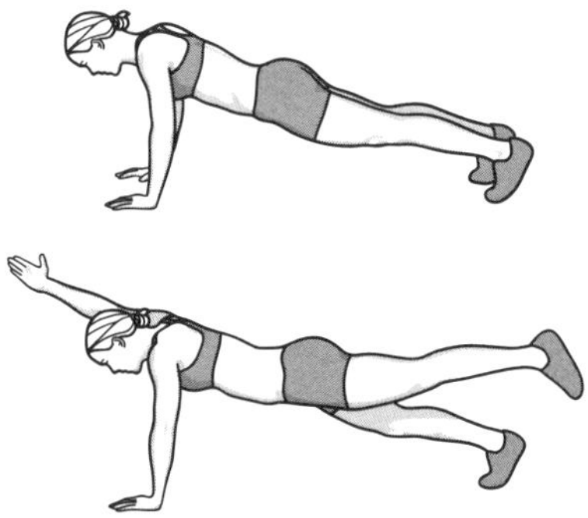

4 Zweipunktstütz

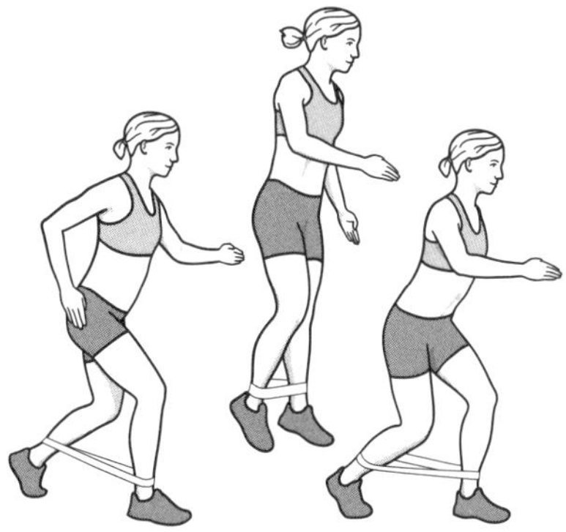

5 Scherensprung mit Miniband

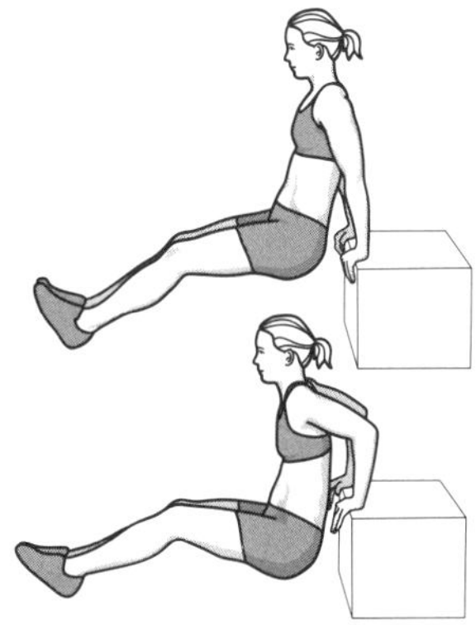

6 Dip

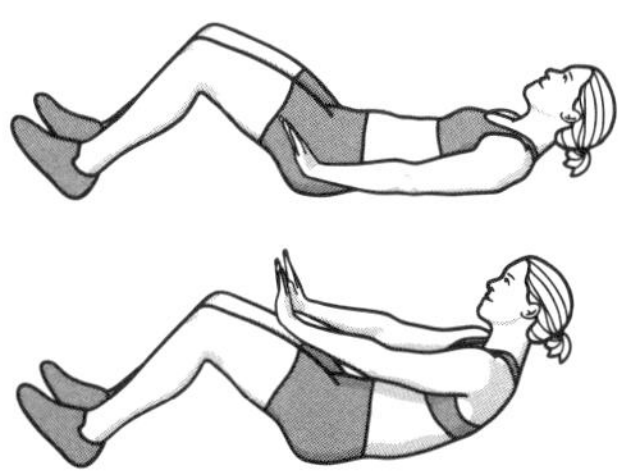

7 Crunch

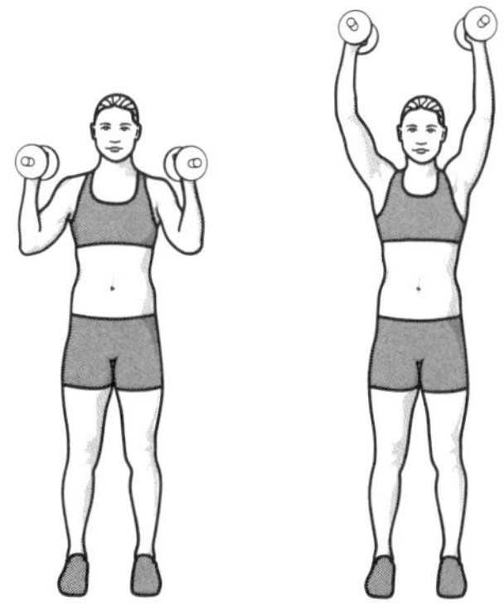

8 Schulterdrücken mit Kurzhanteln

13 Ganzkörpertraining 8 für Fortgeschrittene

Benötigte Hilfsmittel: Gymnastikball, 2 Kurzhanteln, Tisch

1 **2** 3

	Übungen	Belastungszeit in Sek.	Belastungspause in Sek.	Sätze	Intensität	Seite
1	Hampelmann	30	10	1	1	118
2	Crunch mit Gymnastikball	30	10	1	2	129
3	Paddeln in Bauchlage	30	10	1	1	134
4	Seitstütz mit Gymnastikball	30 pro Seite	10	1	2	130
5	Sprinten auf der Stelle	30	10	1	1	118
6	Kniebeuge mit Kurzhanteln	30	10	1	2	135
7	Beinbeugen mit Gymnastikball	30	10	1	1	139
8	Einarmiges Rudern in der Standwaage mit Kurzhantel	30 pro Seite	10	1	2	126
9	Unterarmstütz auf Gymnastikball	30	10	1	2	129

Jede Übung 30 Sekunden
10 Sekunden Pause zwischen jeder Übung
1 Satz pro Übung

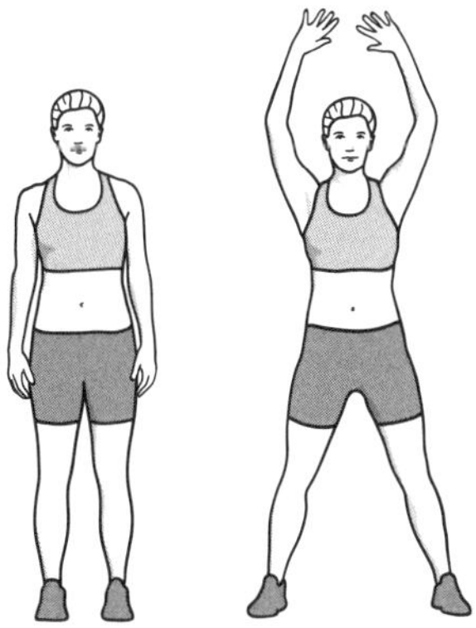

1 Hampelmann

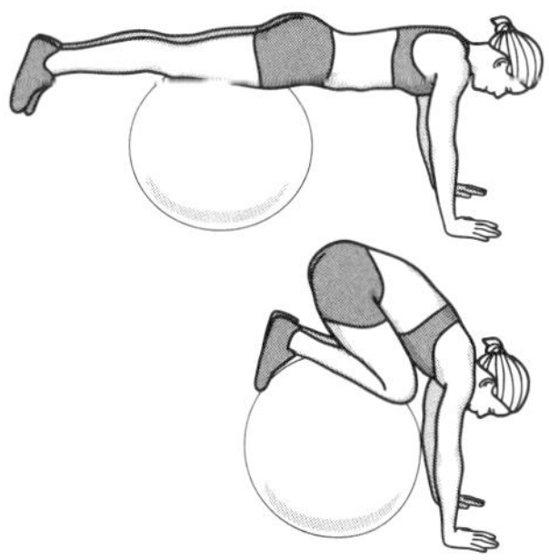

2 Crunch mit Gymnastikball

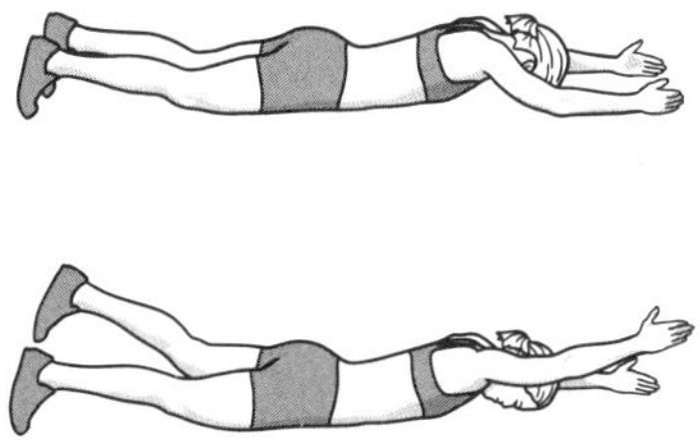

3 Paddeln in Bauchlage

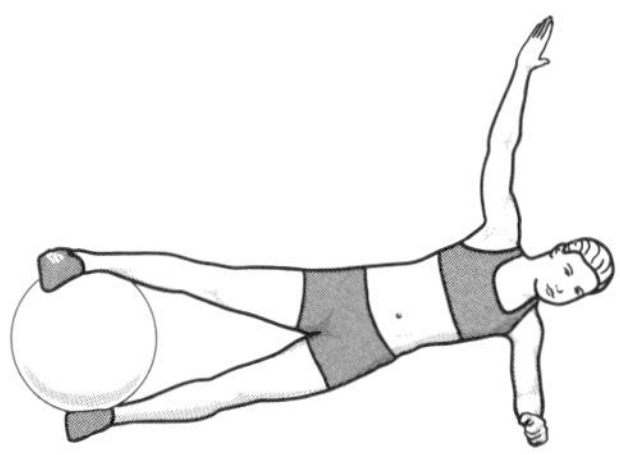

4 Seitstütz mit Gymnastikball

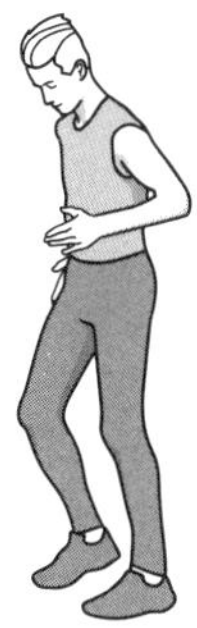

5 Sprinten auf der Stelle

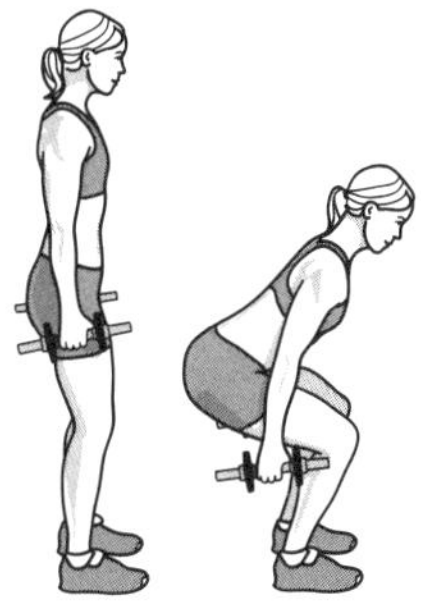

6 Kniebeuge mit Kurzhanteln

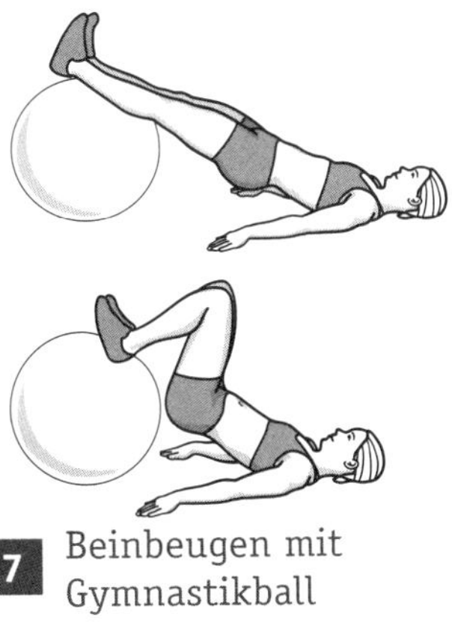

7 Beinbeugen mit Gymnastikball

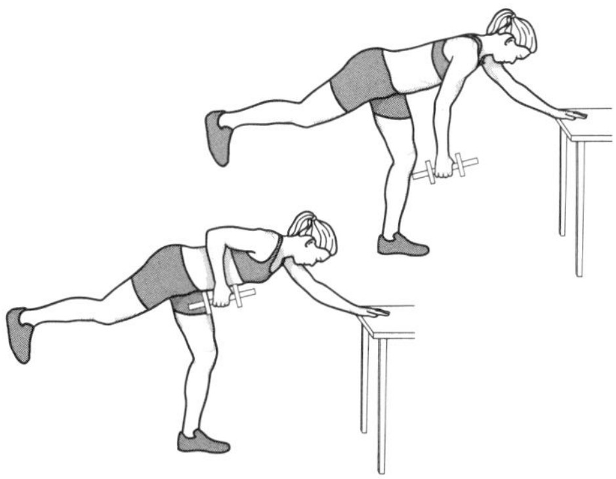

8 Einarmiges Rudern in der Standwaage mit Kurzhantel

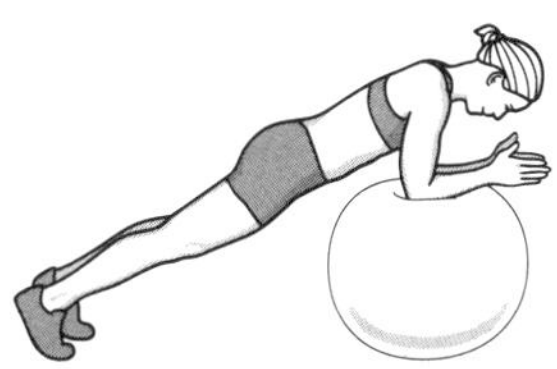

9 Unterarmstütz auf Gymnastikball

14 Ganzkörpertraining 9 für Fortgeschrittene

Benötigte Hilfsmittel: Kettlebell, Gymnastikball

1 **2** 3

	Übungen	Belastungszeit in Sek.	Belastungspause in Sek.	Sätze	Intensität	Seite
1	Kettlebell-Swing	30	10	2	2	136
2	Seitstütz mit Gymnastikball	30 pro Seite	10	2	2	130
3	Kniebeuge mit Kettlebell	30	10	2	2	135
4	Hohe Wechselsprünge auf der Stelle	30	10	2	1	119
5	Bergsteiger im Stütz	30	10	2	1	128

Jede Übung 30 Sekunden
10 Sekunden Pause zwischen jeder Übung
2 Sätze pro Übung

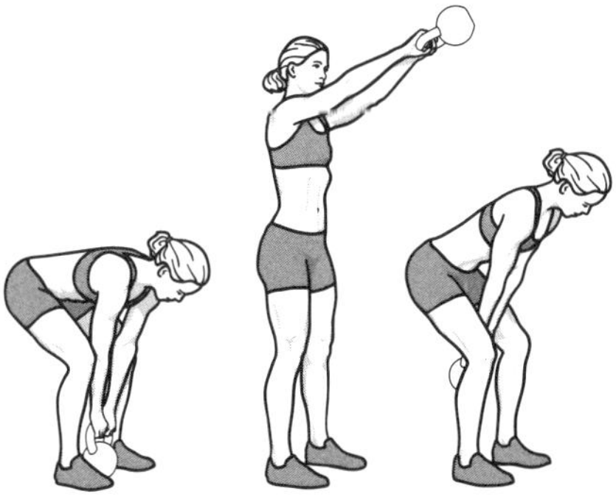

1 Kettlebell-Swing

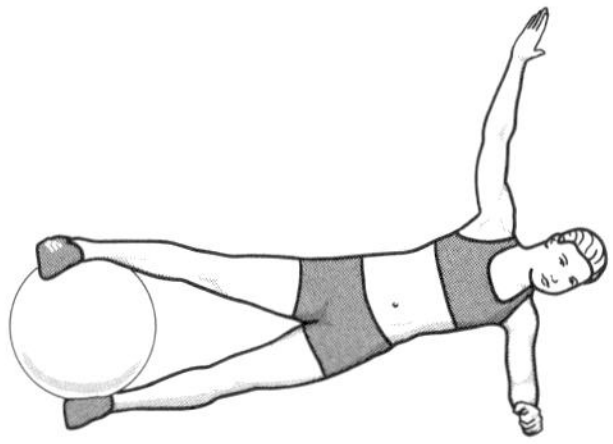

2 Seitstütz mit Gymnastikball

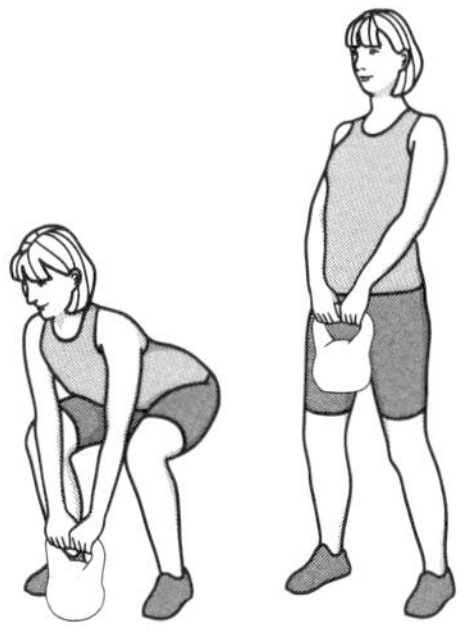

3 Kniebeuge mit Kettlebell

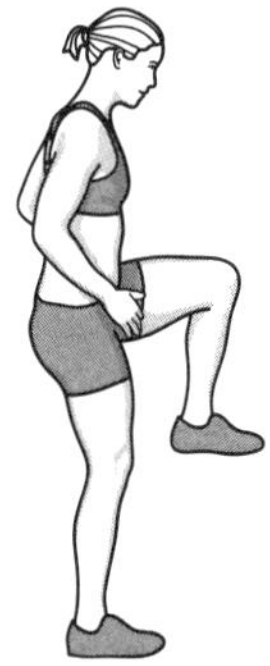

4 Hohe Wechselsprünge auf der Stelle

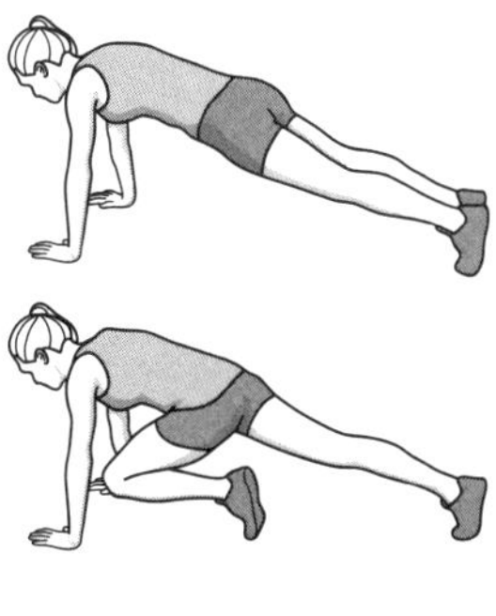

5 Bergsteiger im Stütz

15 Ganzkörpertraining 10 für Fortgeschrittene

Benötigtes Hilfsmittel: Stuhl oder stabile Kiste

1 **2** 3

	Übungen	Belastungszeit in Sek.	Belastungspause in Sek.	Sätze	Intensität	Seite
1	Kniebeugensprung	30	10	1	2	120
2	Liegestütz	30	10	1	2	123
3	Einbeiniges Beckenheben	30 pro Seite	10	1	1	139
4	Seitstütz	30 pro Seite	10	1	2	130
5	Seilspringen	30	10	1	1	118
6	Klappmesser	30	10	1	2	132
7	Unterarmstütz	30	10	1	2	128
8	Armschere in de Kniebeugenposition	30	10	1	1	124
9	Dip	30	10	1	1	123

Jede Übung 30 Sekunden
10 Sekunden Pause zwischen jeder Übung
1 Satz pro Übung

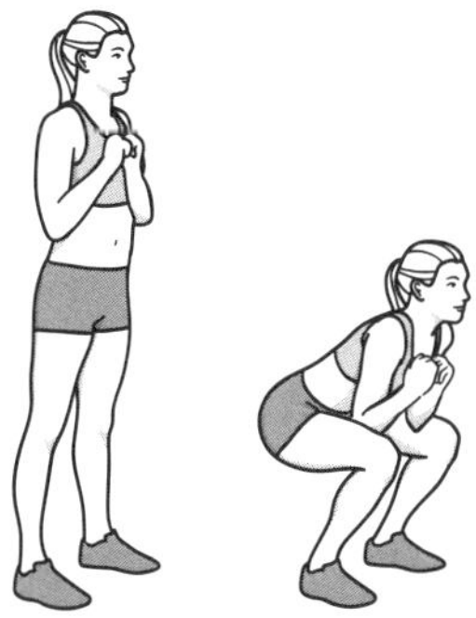

1 Kniebeugensprung

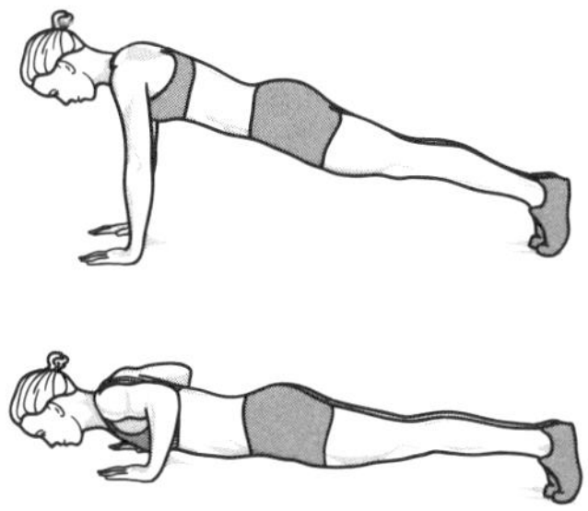

2 Liegestütz

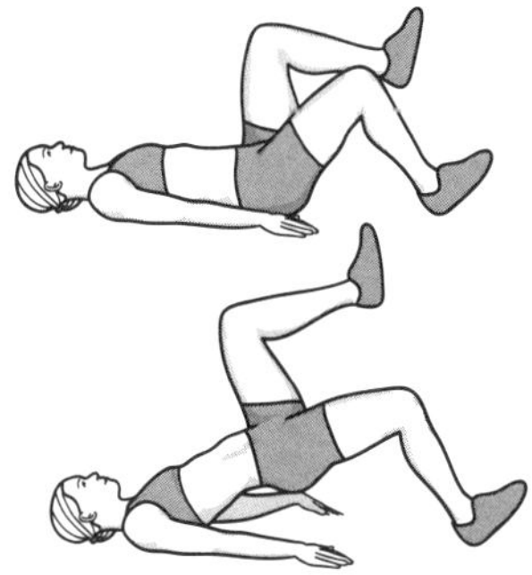

3 Einbeiniges Beckenheben

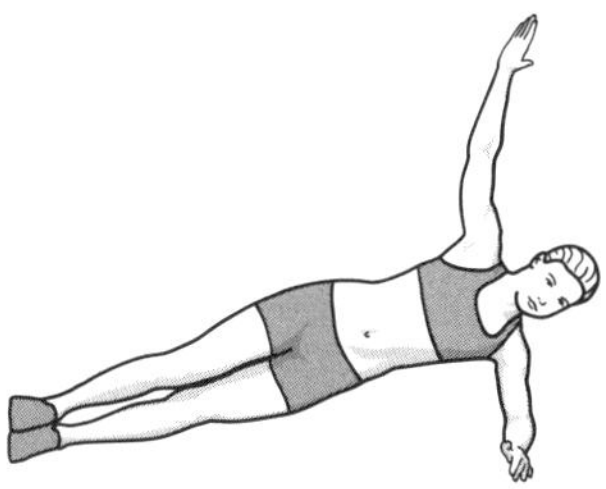

4 Seitstütz

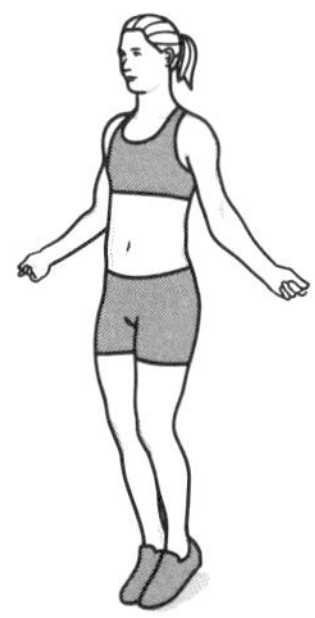

5 Seilspringen

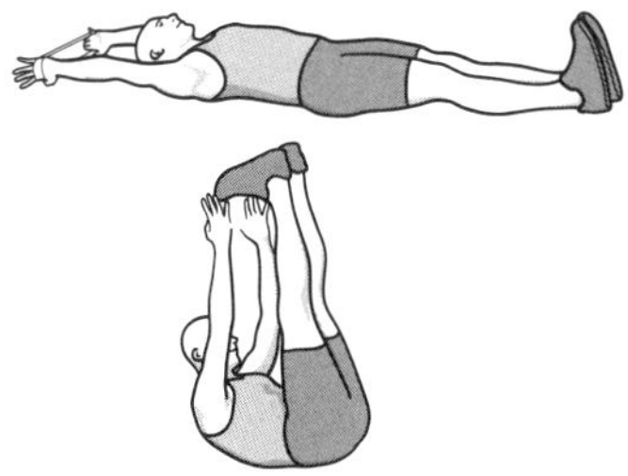

6 Klappmesser

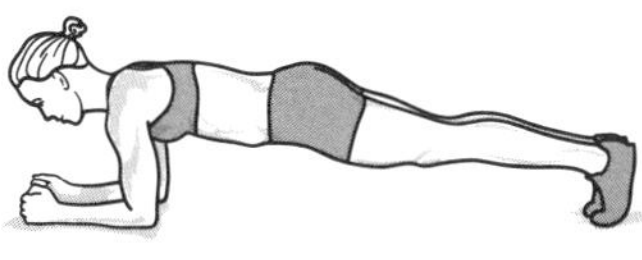

7 Unterarmstütz

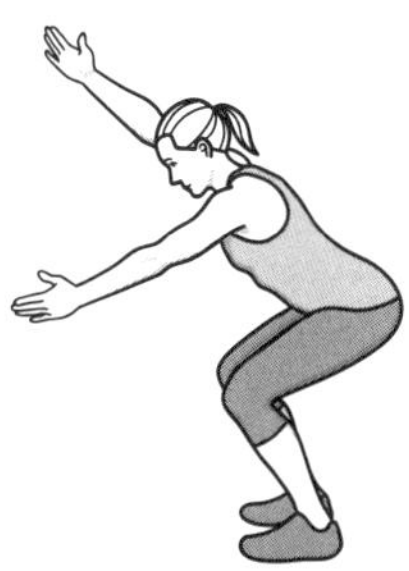

8 Armschere in der Kniebeugenposition

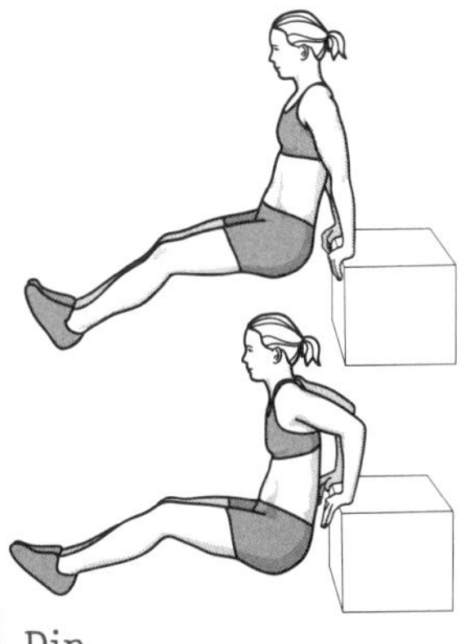

9 Dip

16 Ganzkörpertraining 1 für Profis

Benötigte Hilfsmittel: Handtuch, stabile Box oder Kiste

1 2 3

	Übungen	Belastungszeit in Sek.	Belastungspause in Sek.	Sätze	Intensität	Seite
1	Hampelmann	30	10	1	1	118
2	Käfer	30	10	1	2	131
3	Gleitender Ausfallschritt	30 pro Seite	10	1	2	137
4	T-Stand mit Beinabduktion	30 pro Seite	10	1	3	131
5	Boxsprung	30	10	1	3	121
6	Liegestütz	30	10	1	2	123
7	Liegende Rumpfrotation mit gestreckten Beinen	30	10	1	3	133
8	Sprinten auf der Stelle	30	10	1	1	118
9	Paddeln in Bauchlage	30	10	1	1	134

Jede Übung 30 Sekunden
10 Sekunden Pause zwischen jeder Übung
1 Satz pro Übung

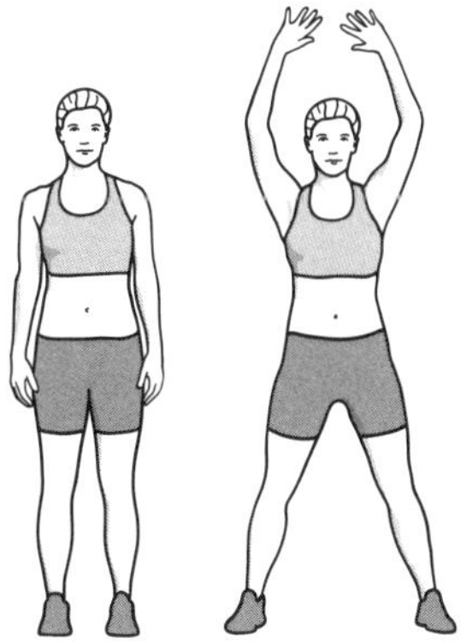

1 Hampelmann

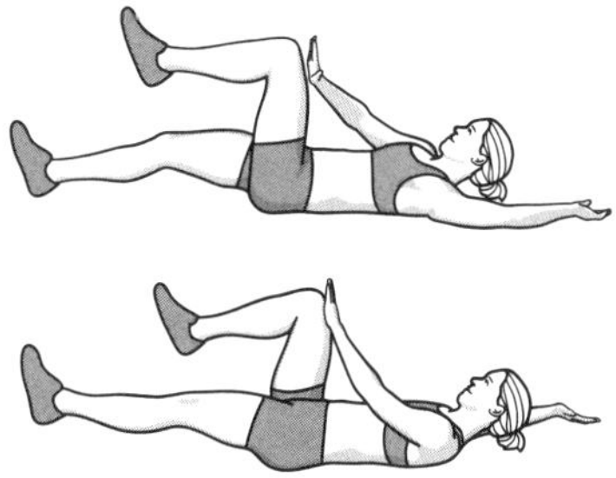

2 Käfer

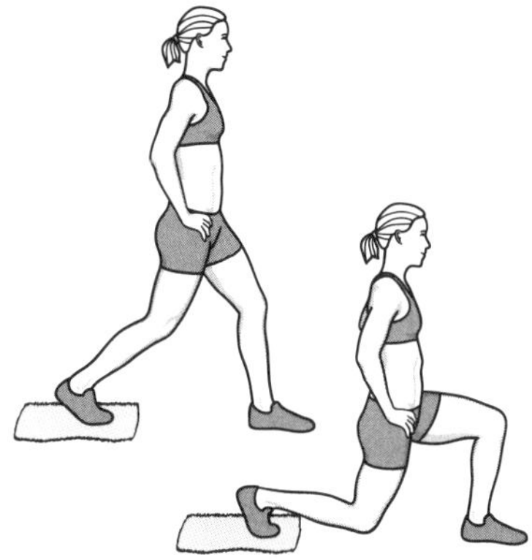

3 Gleitender Ausfallschritt

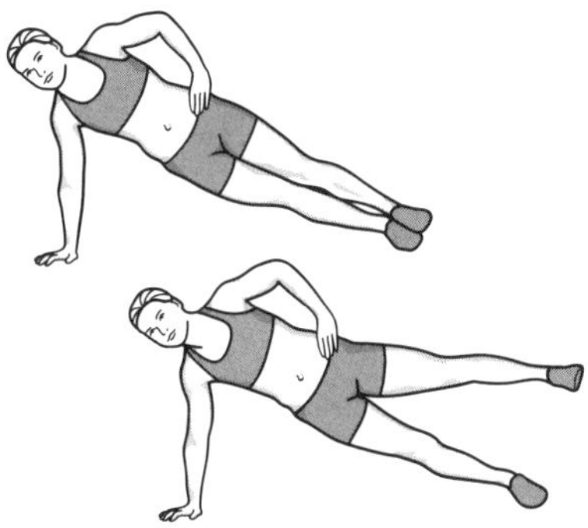

4 T-Stand mit Beinabduktion

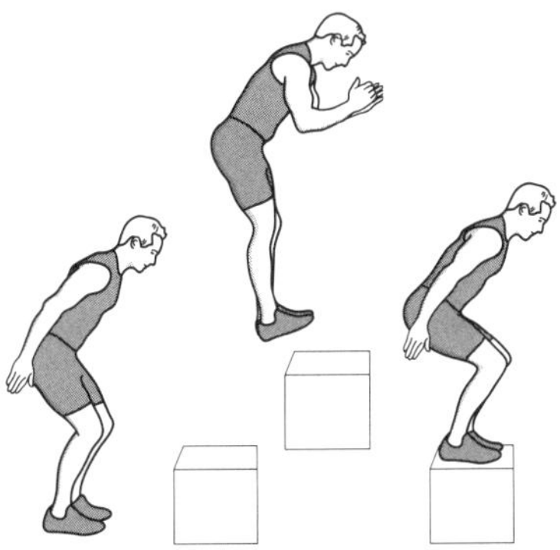

5 Boxsprung

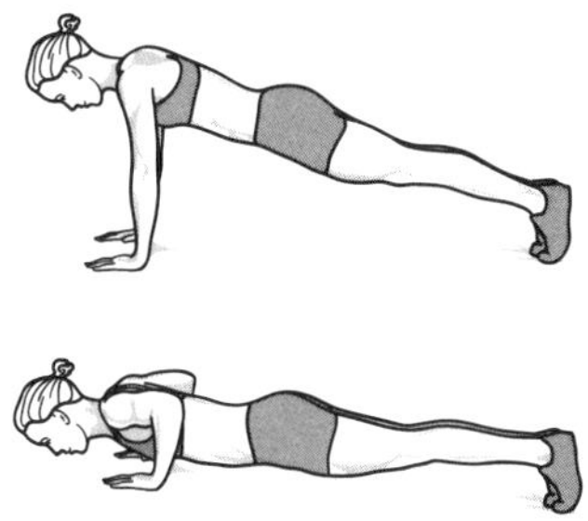

6 Liegestütz

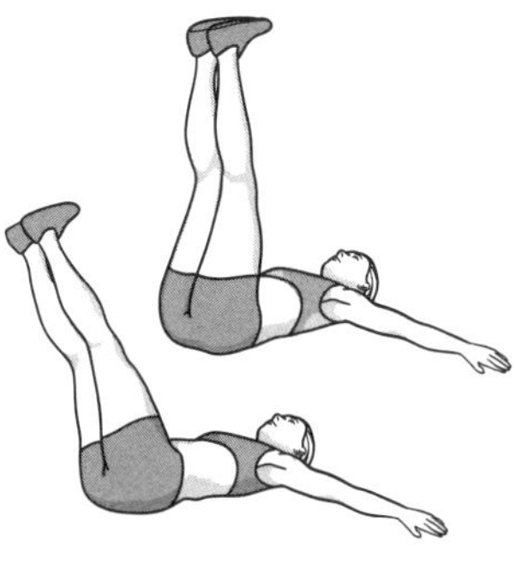

7 Liegende Rumpfrotation mit gestreckten Beinen

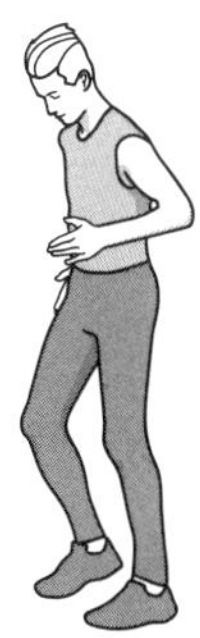

8 Sprinten auf der Stelle

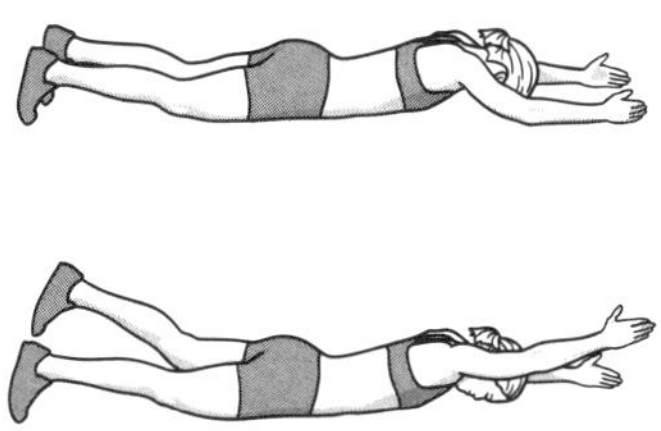

9 Paddeln in Bauchlage

17 Ganzkörpertraining 2 für Profis

Benötigtes Hilfsmittel: Stuhl oder stabile Kiste

1 2 3

	Übungen	Belastungszeit in Sek.	Belastungspause in Sek.	Sätze	Intensität	Seite
1	Tiefe Wechselsprünge	30	10	2	2	120
2	Diagonaler Crunch	30	10	2	2	132
3	Einbeinige Kniebeuge	30 pro Seite	10	2	3	136
4	Unterarmstütz	30	10	2	2	128
5	Dip	30	10	2	1	123

Jede Übung 30 Sekunden
10 Sekunden Pause zwischen jeder Übung
2 Sätze pro Übung

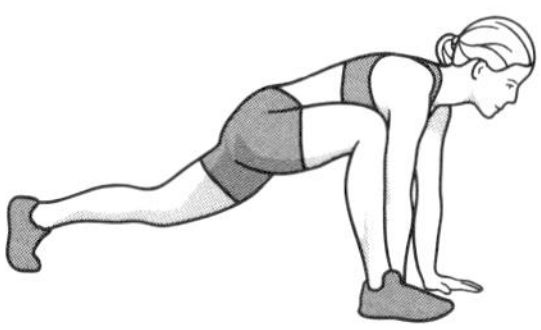

1 Tiefe Wechselsprünge

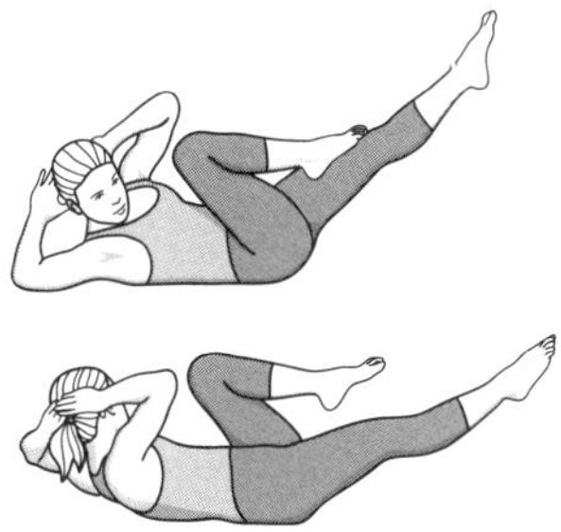

2 Diagonaler Crunch

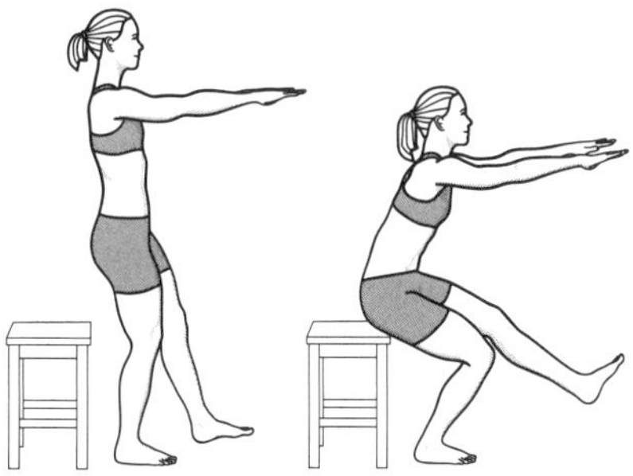

3 Einbeinige Kniebeuge

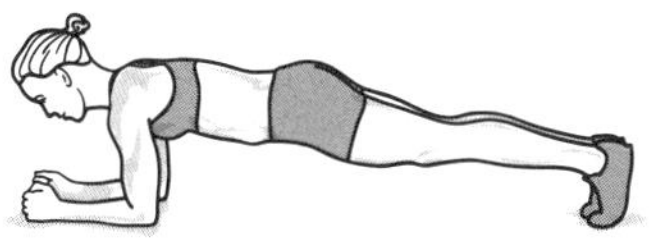

4 Unterarmstütz

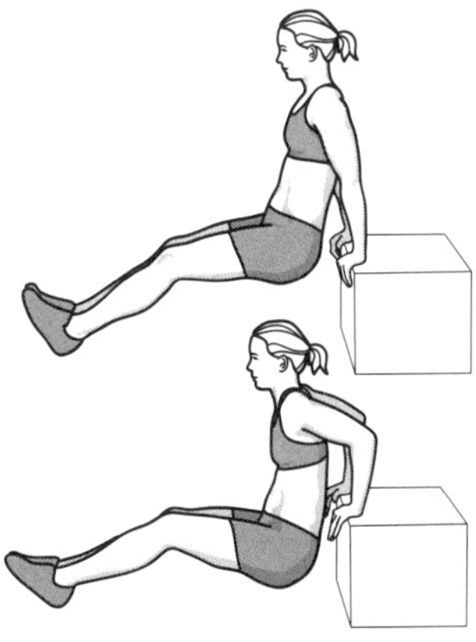

5 Dip

18 Ganzkörpertraining 3 für Profis

Benötigte Hilfsmittel: stabile Box oder Kiste, Stuhl,
Klimmzugstange oder Ast
(wenn du im Freien trainierst)

1 2 **3**

	Übungen	Belastungszeit in Sek.	Belastungspause in Sek.	Sätze	Intensität	Seite
1	Boxsprung	30	10	1	3	121
2	Gestrecktes Beinsenken	30	10	1	3	132
3	Negativer Liegestütz	30	10	1	3	123
4	Seitstütz	30 pro Seite	10	1	2	130
5	Ausfallschrittsprung	30	10	1	3	120
6	Zweipunktstütz	30 pro Seite	10	1	2	128
7	Klimmzug	30	10	1	3	127
8	Einbeiniges Beckenheben	30 pro Seite	10	1	1	139

Jede Übung 30 Sekunden
10 Sekunden Pause zwischen jeder Übung
1 Satz pro Übung

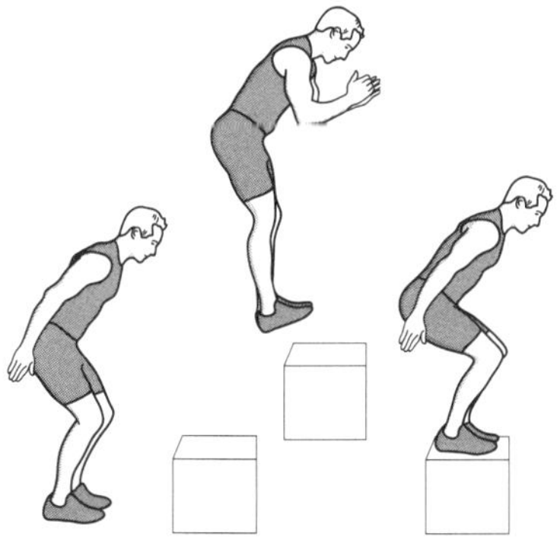

1 Boxsprung

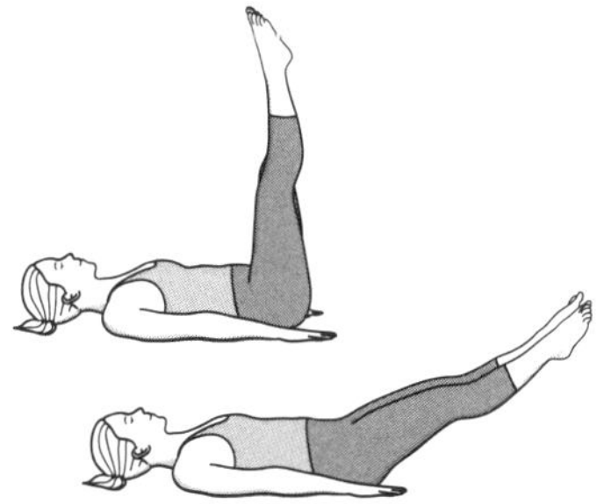

2 Gestrecktes Beinsenken

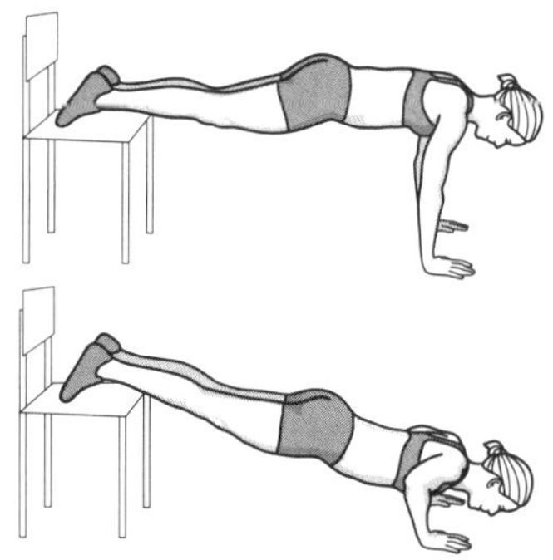

3 Negativer Liegestütz

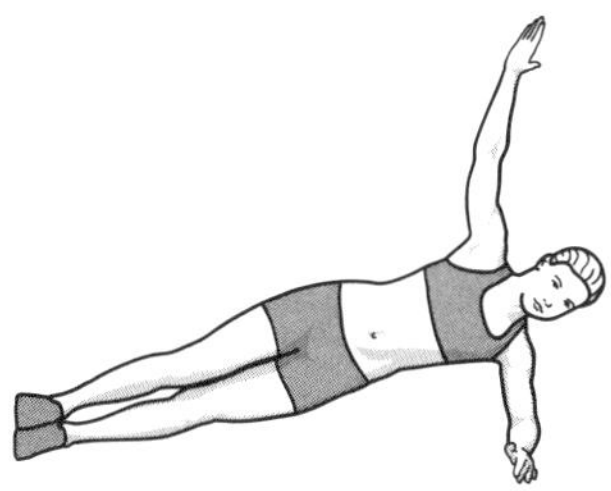

4 Seitstütz

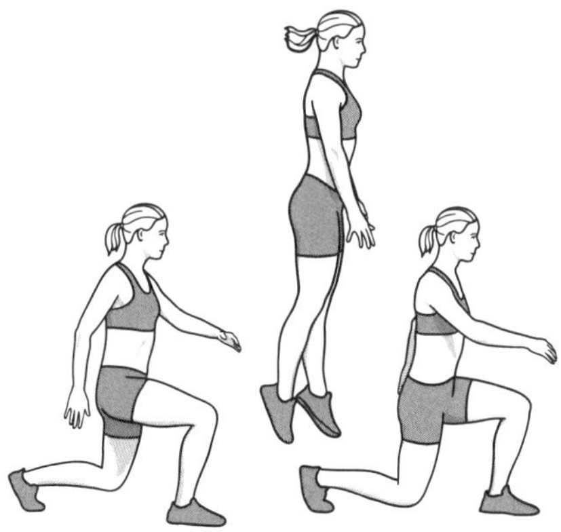

5 Ausfallschrittsprung

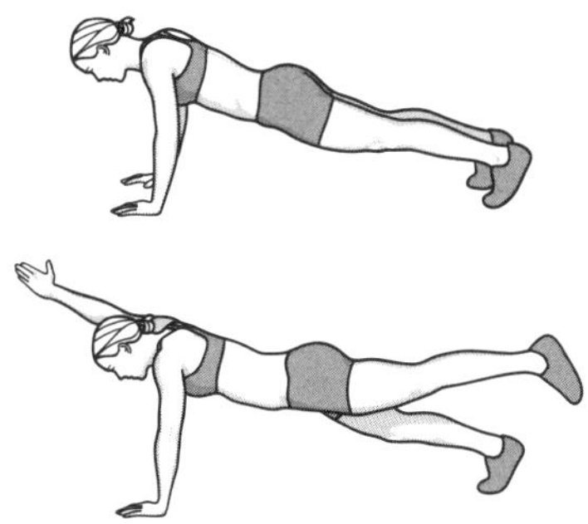

6 Zweipunktstütz

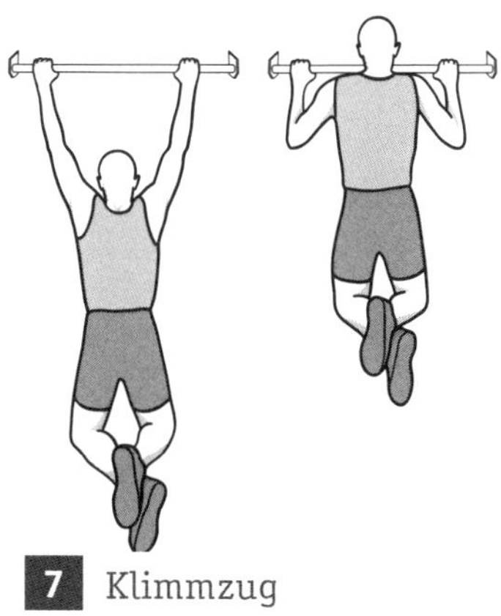

7 Klimmzug

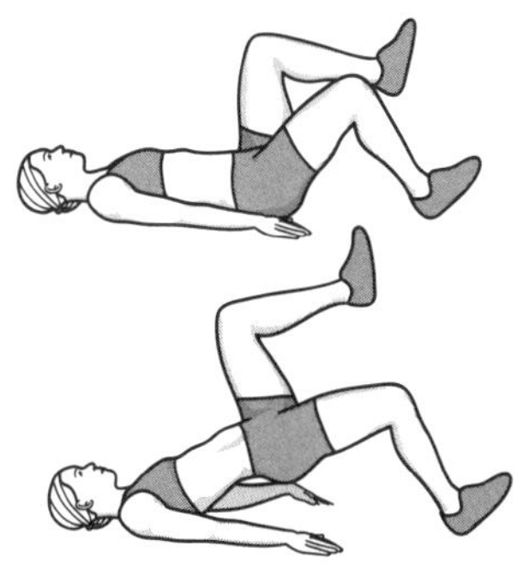

8 Einbeiniges Beckenheben

19 Ganzkörpertraining 4 für Profis

Benötigte Hilfsmittel: 2 Kurzhanteln, Tisch, Stuhl

1 2 **3**

	Übungen	Belastungszeit in Sek.	Belastungspause in Sek.	Sätze	Intensität	Seite
1	Hampelmann	30	10	2	1	118
2	Kniebeuge mit Kurzhanteln	30	10	2	2	135
3	Käfer	30	10	2	2	131
4	Einarmiges Ruder in der Standwaage mit Kurzhantel	30 pro Seite	10	2	2	126
5	Negativer Liegestütz	30	10	2	3	123

Jede Übung 30 Sekunden
10 Sekunden Pause zwischen jeder Übung
2 Sätze pro Übung

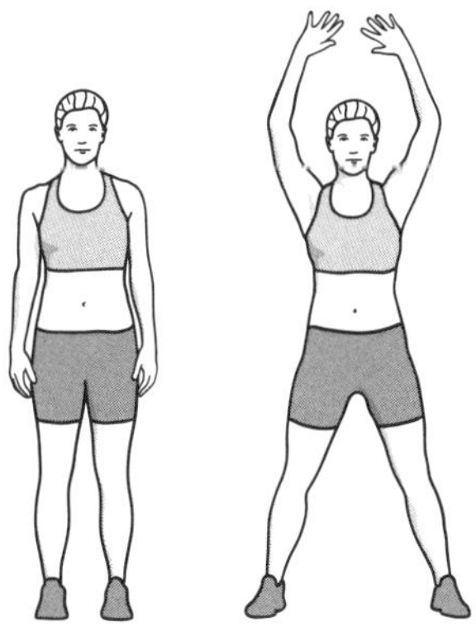

1 Hampelmann

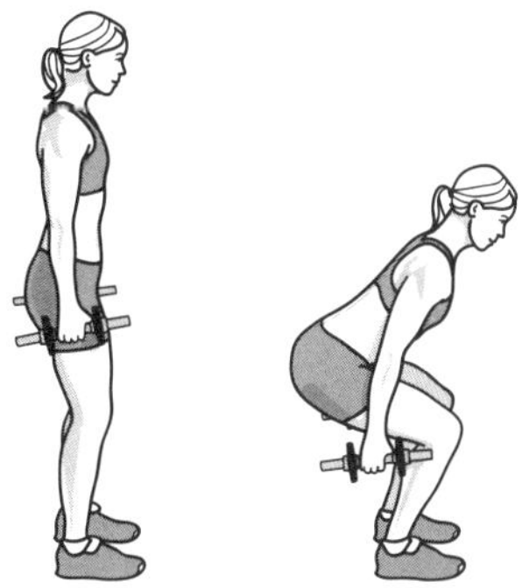

2 Kniebeuge mit Kurzhanteln

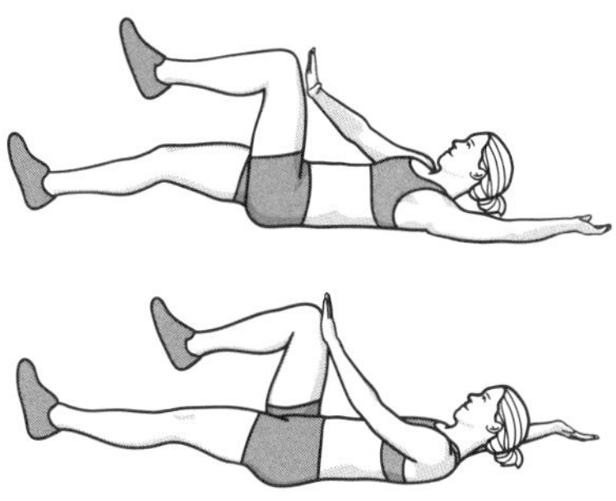

3 Käfer

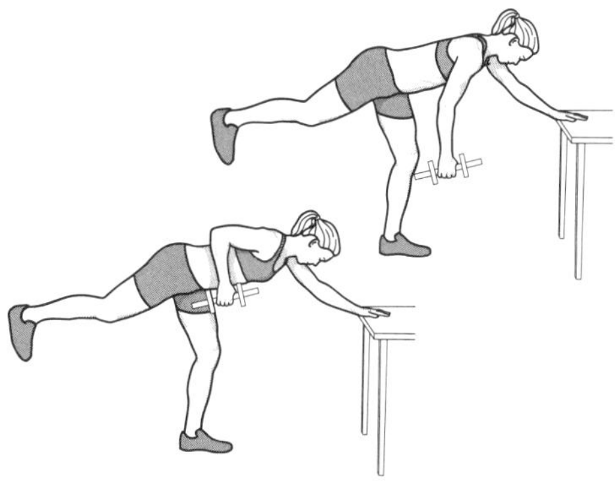

4 Einarmiges Rudern in der Standwaage mit Kurzhantel

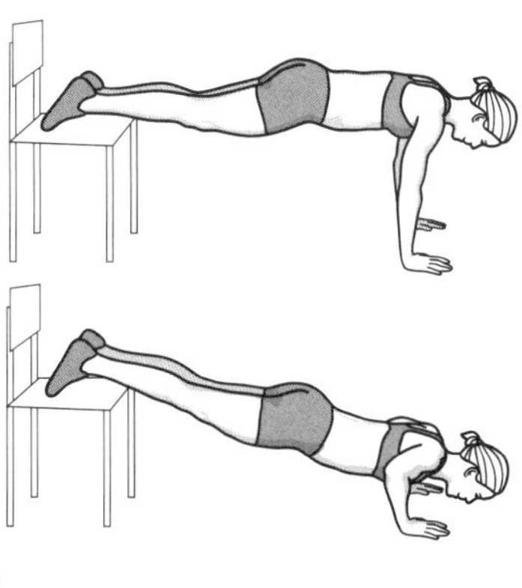

5 Negativer Liegestütz

20 Ganzkörpertraining 5 für Profis

Benötigtes Hilfsmittel: Kettlebell

1 2 **3**

	Übungen	Belastungszeit in Sek.	Belastungspause in Sek.	Sätze	Intensität	Seite
1	Kettlebell-Swing	30	10	1	2	136
2	T-Stand mit Beinabduktion	30 pro Seite	10	1	3	131
3	Ausfallschritt mit Kettlebell	30 pro Seite	10	1	2	138
4	Tiefe Wechselsprünge	30	10	1	2	120
5	Unterarmstütz	30	10	1	2	128
6	Kniebeuge mit Kettlebell	30	10	1	2	135
7	Paddeln in Bauchlage	30	10	1	1	134
8	Einarmiges Schulterdrücken mit Kettlebell	30 pro Seite	10	1	2	125

Jede Übung 30 Sekunden
10 Sekunden Pause zwischen jeder Übung
1 Satz pro Übung

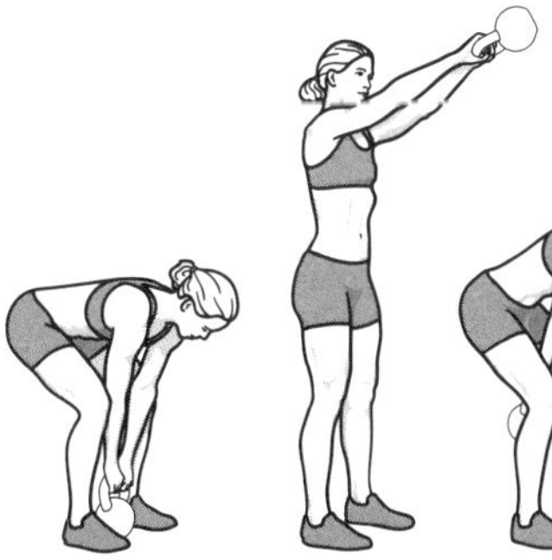

1 Kettlebell-Swing

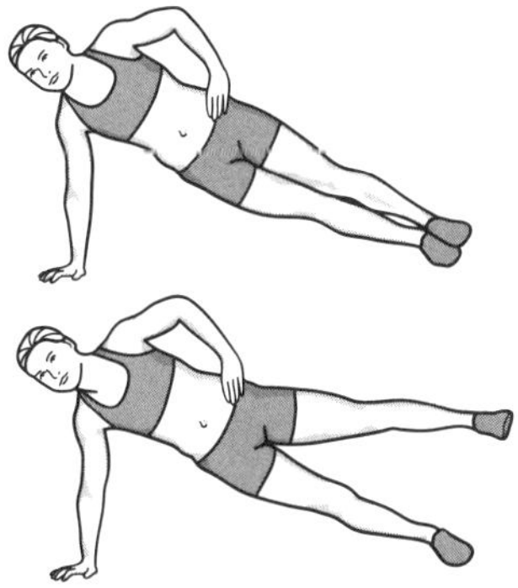

2 T-Stand mit Beinabduktion

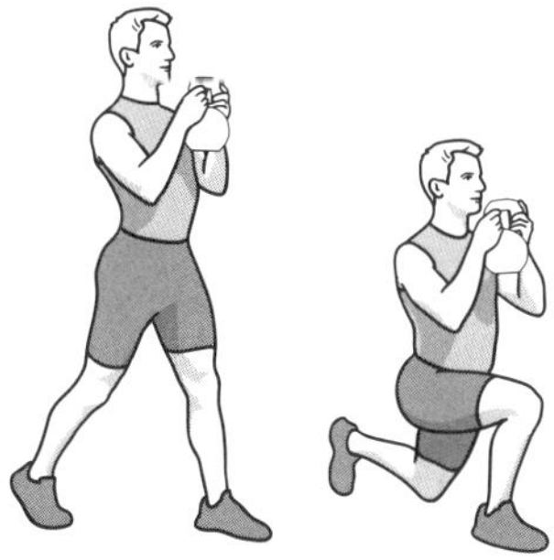

3 Ausfallschritt mit Kettlebell

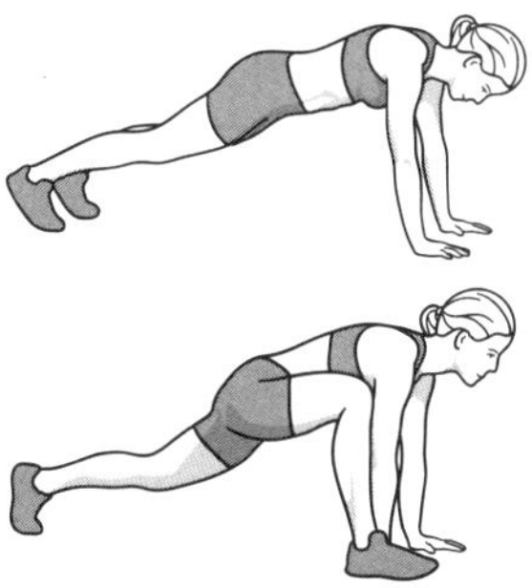

4 Tiefe Wechselsprünge

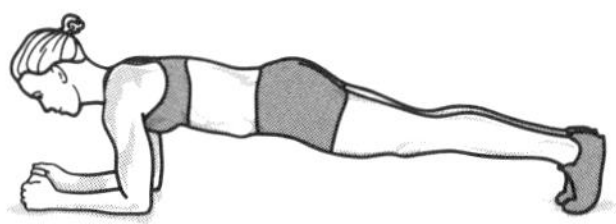

5 Unterarmstütz

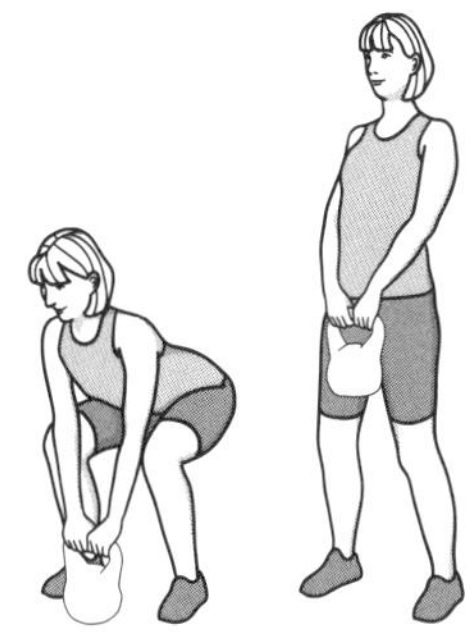

6 Kniebeuge mit Kettlebell

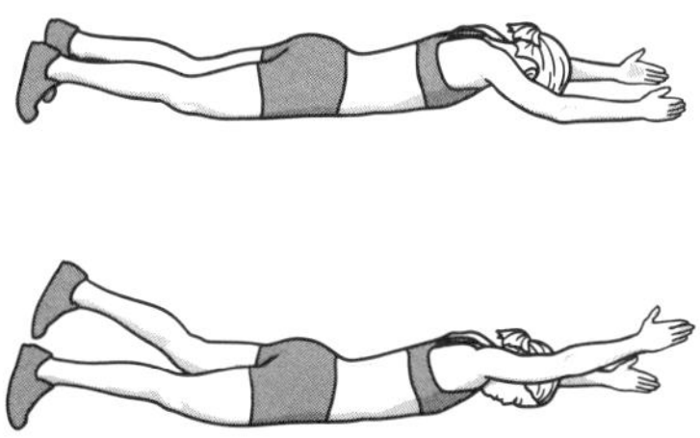

7 Paddeln in Bauchlage

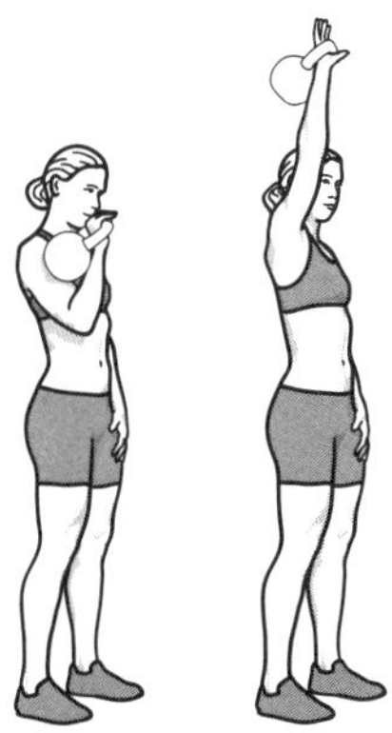

8 Einarmiges Schulter-drücken mit Kettlebell

21 Ganzkörpertraining 6 für Profis

Benötigte Hilfsmittel: Gymnastikball, Kettlebell

1 2 **3**

	Übungen	Belastungszeit in Sek.	Belastungspause in Sek.	Sätze	Intensität	Seite
1	Kniebeugensprung	40	10	1	2	120
2	Liegestütz	40	10	1	2	123
3	Crunch mit Gymnastikball	40	10	1	2	129
4	Kettlebell-Swing	40	10	1	2	136
5	Seitstütz mit Gymnastikball	40 pro Seite	10	1	2	130
6	Einbeiniges Beinbeugen mit Gymnastikball	40 pro Seite	10	1	3	140
7	Kniebeuge mit Kettlebell	40	10	1	2	135

Jede Übung 40 Sekunden
10 Sekunden Pause zwischen jeder Übung
1 Satz pro Übung

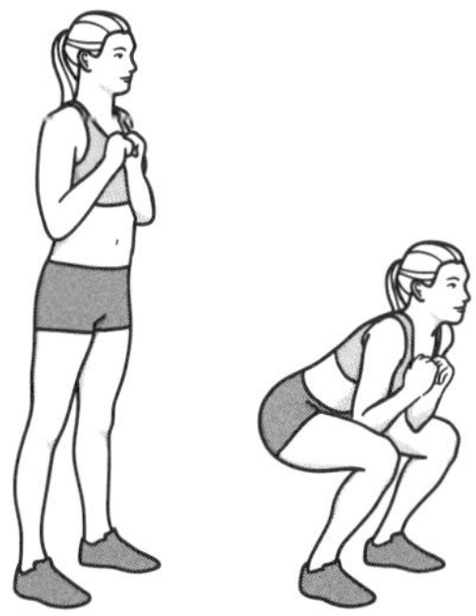

1 Kniebeugensprung

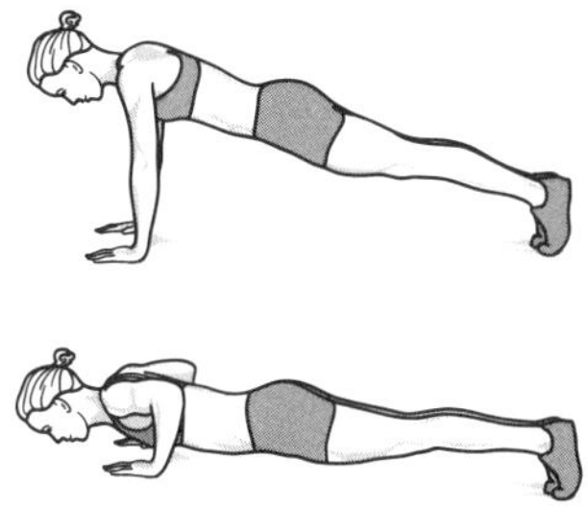

2 Liegestütz

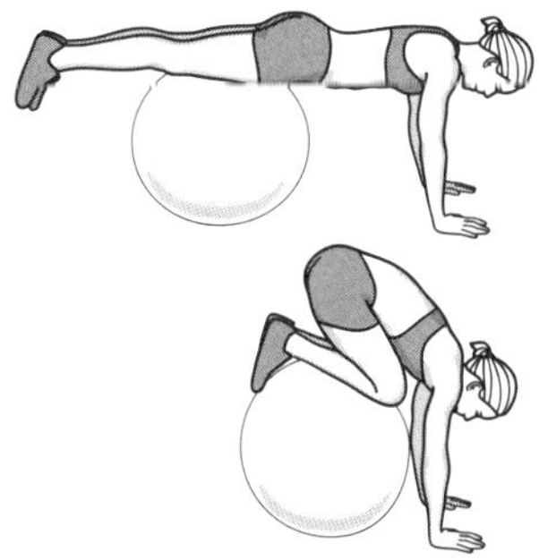

3 Crunch mit Gymnastikball

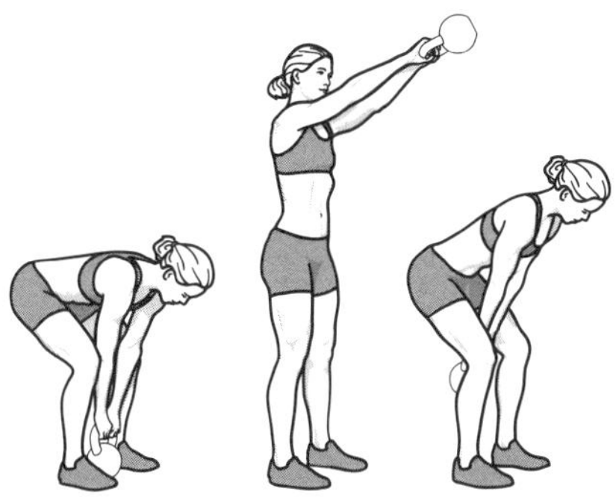

4 Kettlebell-Swing

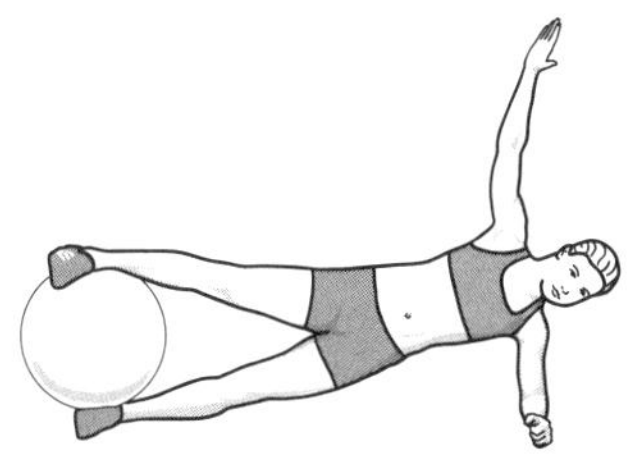

5 Seitstütz mit Gymnastikball

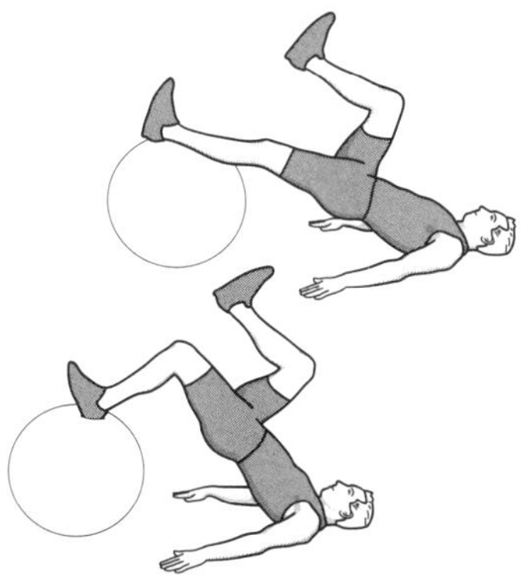

6 Einbeiniges Beinbeugen mit Gymnastikball

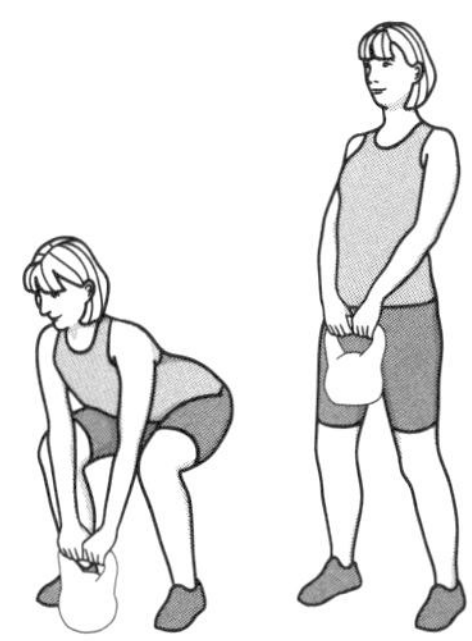

7 Kniebeuge mit Kettlebell

22 Ganzkörpertraining 7 für Profis

Benötigte Hilfsmittel: Gymnastikball, Stuhl

1 2 **3**

	Übungen	Belastungszeit in Sek.	Belastungspause in Sek.	Sätze	Intensität	Seite
1	Ausfallschrittsprung	40	10	1	3	120
2	Einbeiniges Beinbeugen mit Gymnastikball	40 pro Seite	10	1	3	140
3	Oberkörperaufrichten auf Gymnastikball	40	10	1	2	134
4	Unterarmstütz auf Gymnastikball	40	10	1	2	129
5	Sprinten auf der Stelle	40	10	1	1	118
6	Negativer Liegestütz	40	10	1	3	123
7	Seitstütz mit Gymnastikball	40 pro Seite	10	1	2	130

Jede Übung 40 Sekunden
10 Sekunden Pause zwischen jeder Übung
1 Satz pro Übung

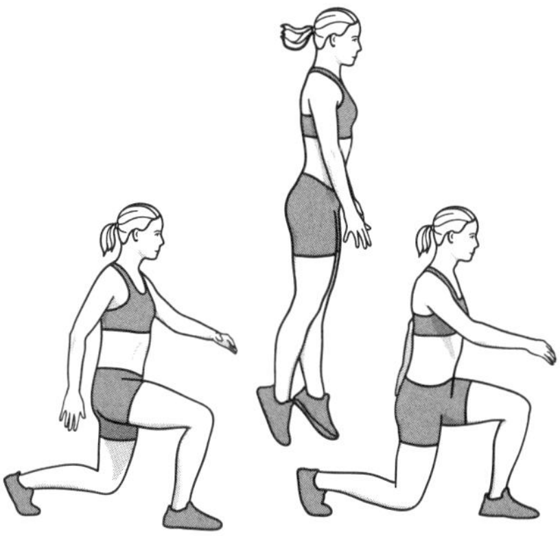

1 Ausfallschrittsprung

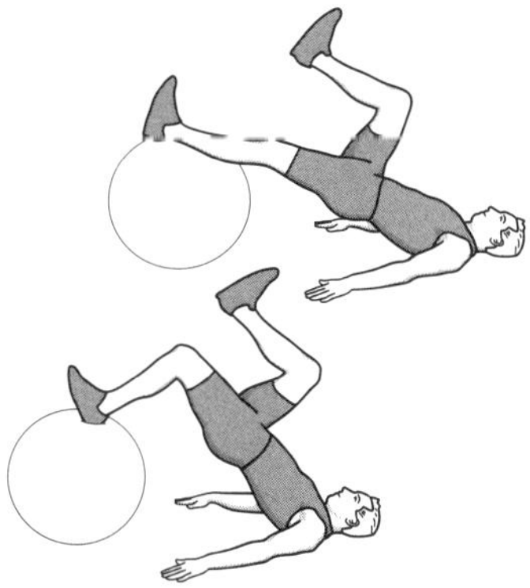

2 Einbeiniges Beinbeugen mit Gymnastikball

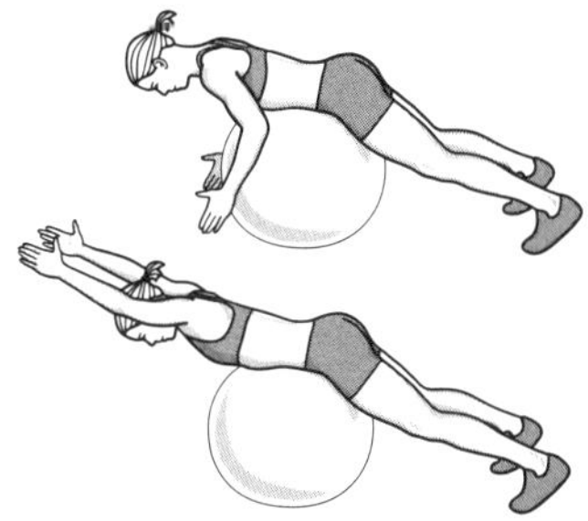

3 Oberkörperaufrichten auf Gymnastikball

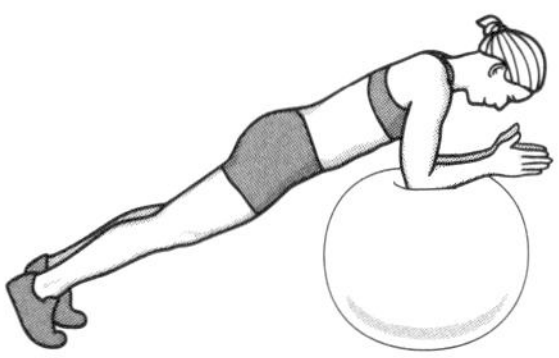

4 Unterarmstütz auf Gymnastikball

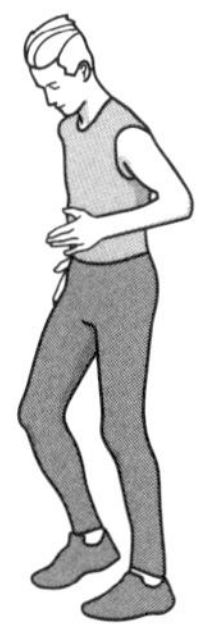

5 Sprinten auf der Stelle

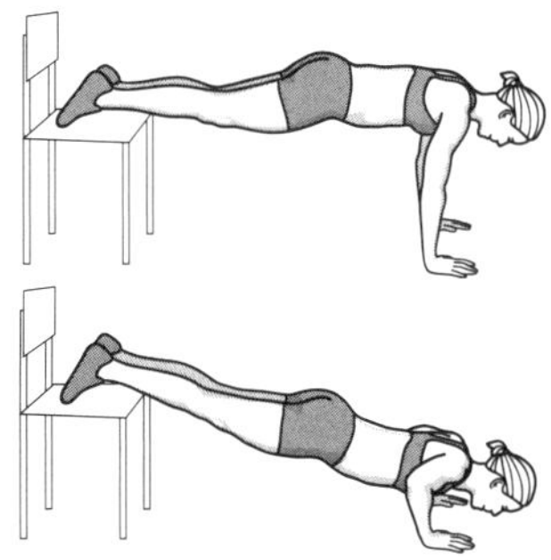

6 Negativer Liegestütz

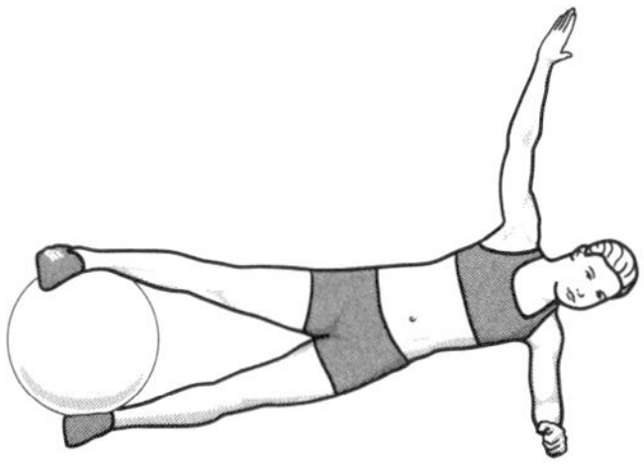

7 Seitstütz mit Gymnastikball

23 Ganzkörpertraining 8 für Profis

Benötigte Hilfsmittel: Miniband, Gymnastikball, Handtuch

1 2 **3**

	Übungen	Belastungszeit in Sek.	Belastungspause in Sek.	Sätze	Intensität	Seite
1	Trippeln mit Miniband	40	10	1	1	121
2	Crunch mit Gymnastikball	40	10	1	2	129
3	Oberkörperaufrichten auf Gymnastikball	40	10	1	2	134
4	Scherensprung mit Miniband	40	10	1	1	122
5	Rumpfrotation auf Gymnastikball	40	10	1	1	133
6	Gleitender Ausfallschritt	40 pro Seite	10	1	2	137
7	Hüftrotation im Liegen mit Miniband	40 pro Seite	10	1	1	140

Jede Übung 40 Sekunden
10 Sekunden Pause zwischen jeder Übung
1 Satz pro Übung

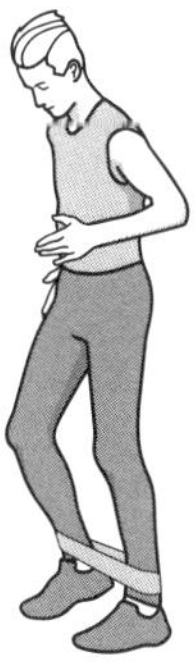

1 Trippeln mit Miniband

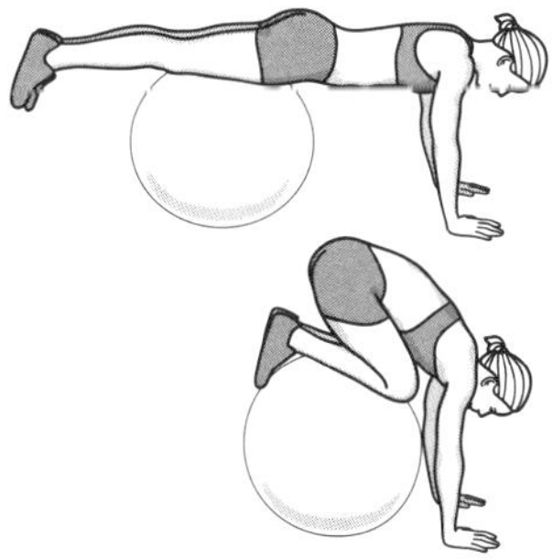

2 Crunch mit Gymnastikball

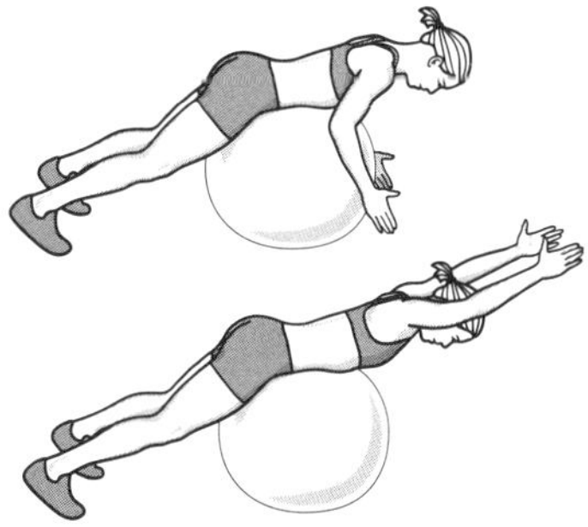

3 Oberkörperaufrichten auf Gymnastikball

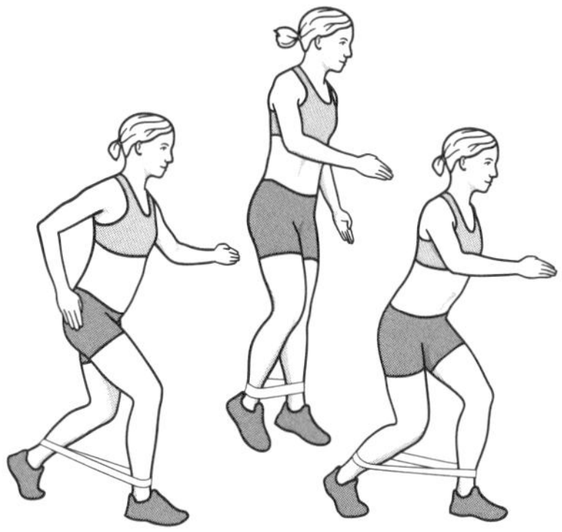

4 Scherensprung mit Miniband

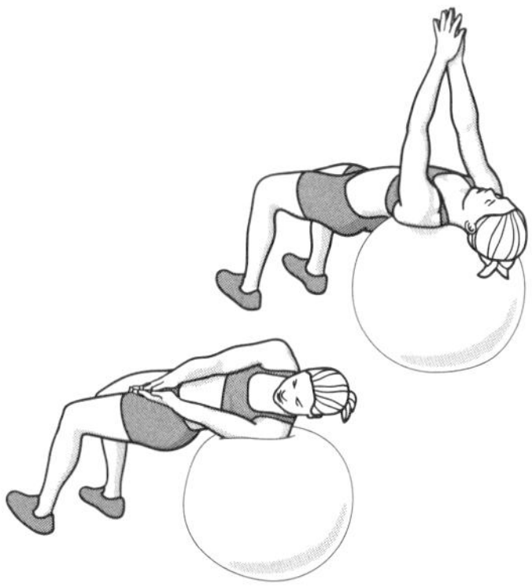

5 Rumpfrotation auf Gymnastikball

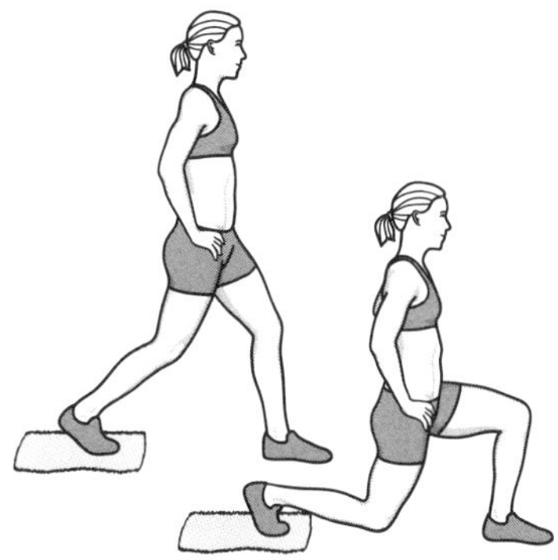

6 Gleitender Ausfallschritt

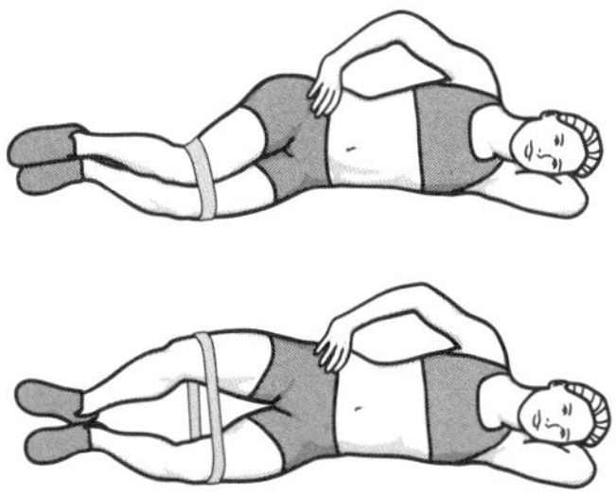

7 Hüftrotation im Liegen mit Miniband

24 Ganzkörpertraining 9 für Profis

Benötigte Hilfsmittel: Gymnastikband, Stuhl oder stabile Kiste

1 2 **3**

	Übungen	Belastungszeit in Sek.	Belastungspause in Sek.	Sätze	Intensität	Seite
1	Hohe Wechselsprünge mit Überkreuzen	30	10	1	1	119
2	Einarmiges Rudern im Kniestand mit Gymnastikband	30 pro Seite	10	1	2	126
3	Antirotation mit Gymnastikband	30 pro Seite	10	1	1	134
4	Gestrecktes Beinsenken	30	10	1	3	132
5	Einbeinige Kniebeuge	30 pro Seite	10	1	3	136
6	Vorgebeugtes Rudern mit Gymnastikband	30	10	1	1	125
7	Dip	30	10	1	1	123
8	Kniebeugensprung	30	10	1	2	120

Jede Übung 30 Sekunden
10 Sekunden Pause zwischen jeder Übung
1 Satz pro Übung

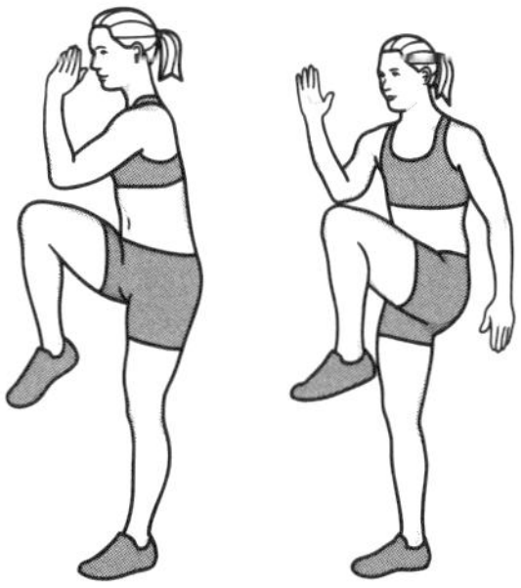

1 Hohe Wechselsprünge mit Überkreuzen

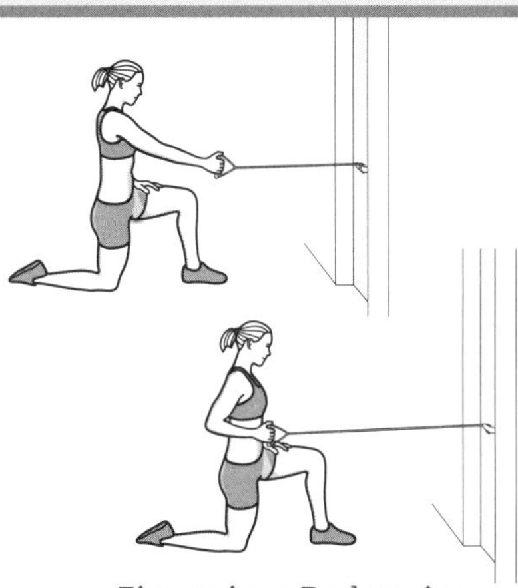

2 Einarmiges Rudern im Kniestand mit Gymnastikband

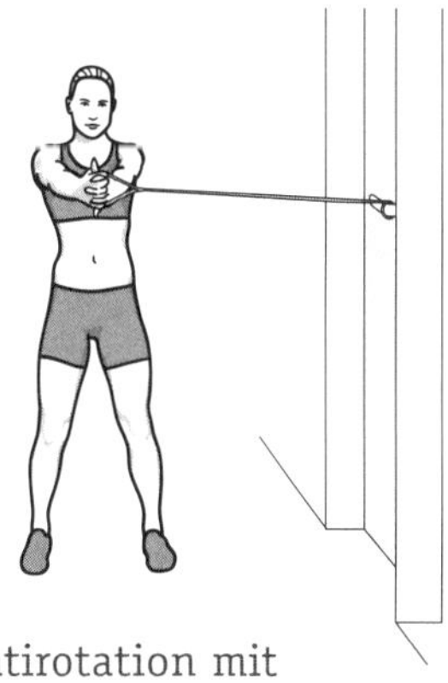

3 Antirotation mit Gymnastikband

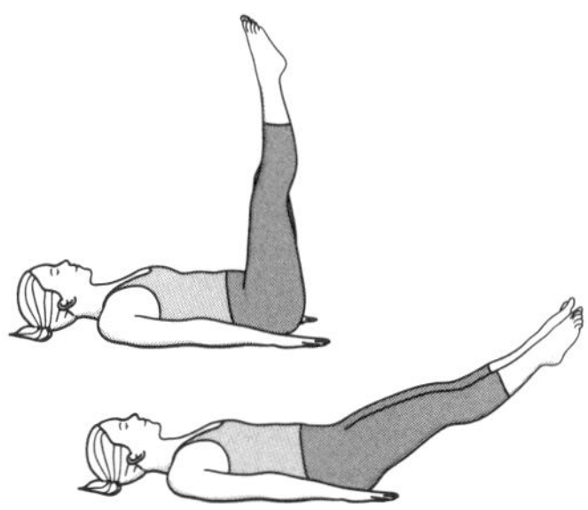

4 Gestrecktes Beinsenken

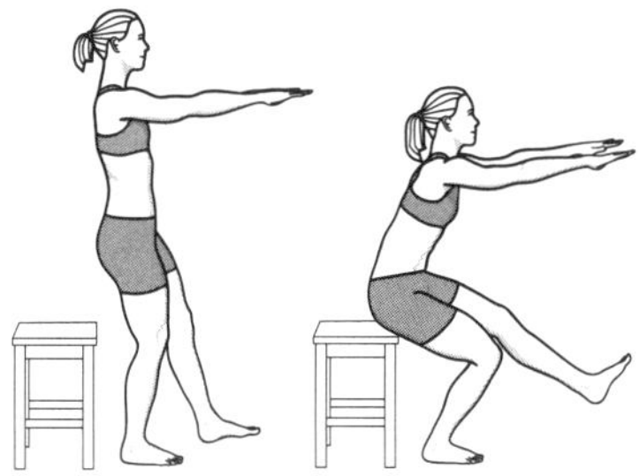

5 Einbeinige Kniebeuge

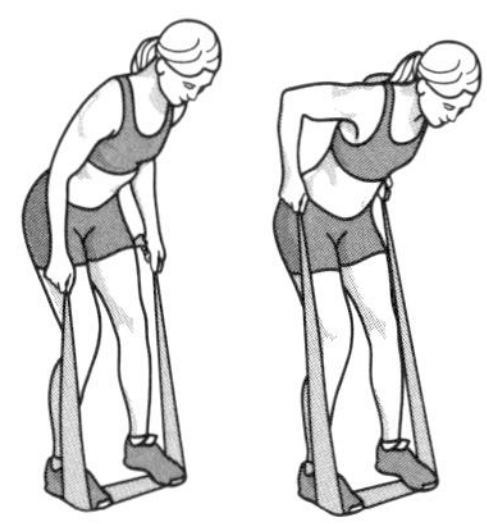

6 Vorgebeugtes Rudern mit Gymnastikband

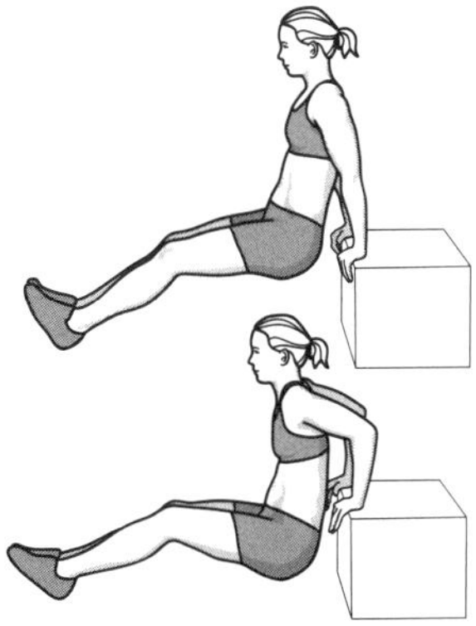

7 Dip

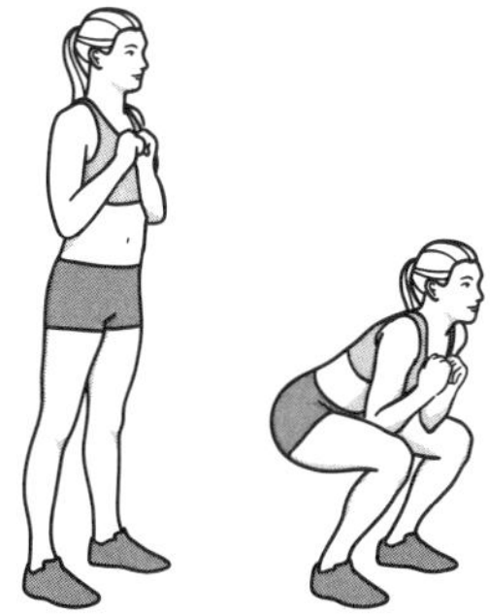

8 Kniebeugensprung

25 Ganzkörpertraining 10 für Profis

Benötigte Hilfsmittel: Kettlebell, Stuhl

1 2 **3**

	Übungen	Belastungszeit in Sek.	Belastungspause in Sek.	Sätze	Intensität	Seite
1	Kettlebell-Swing	40	10	1	2	136
2	Klappmesser	40	10	1	2	132
3	T-Stand mit Beinabduktion	40 pro Seite	10	1	3	131
4	Ausfallschritt mit Kettlebell	40 pro Seite	10	1	2	112
5	Bergsteiger im Stütz	40	10	1	1	128
6	Seilspringen	40	10	1	1	118
7	Negativer Liegestütz	40	10	1	3	123

Jede Übung 40 Sekunden
10 Sekunden Pause zwischen jeder Übung
1 Satz pro Übung

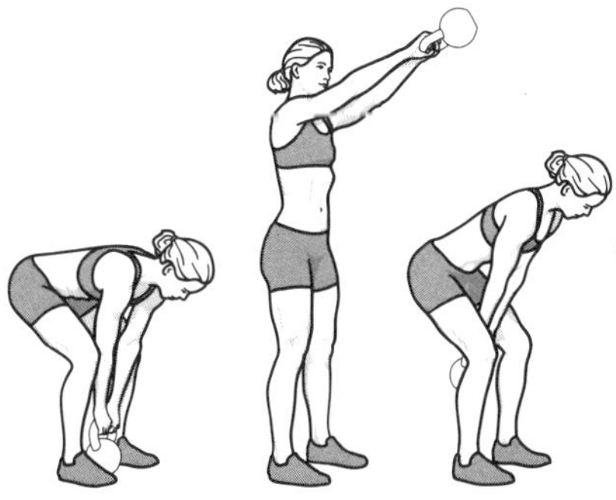

1 Kettlebell-Swing

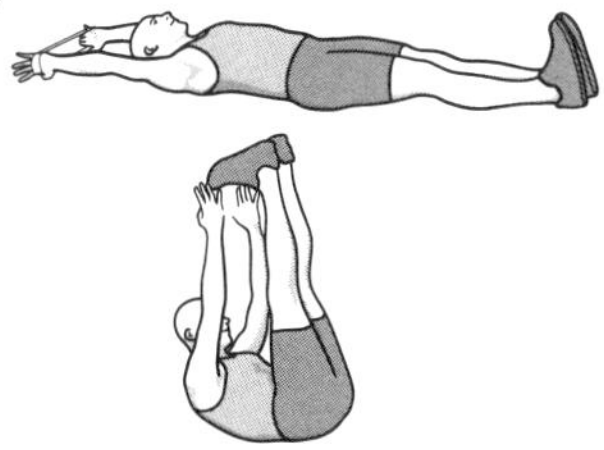

2 Klappmesser

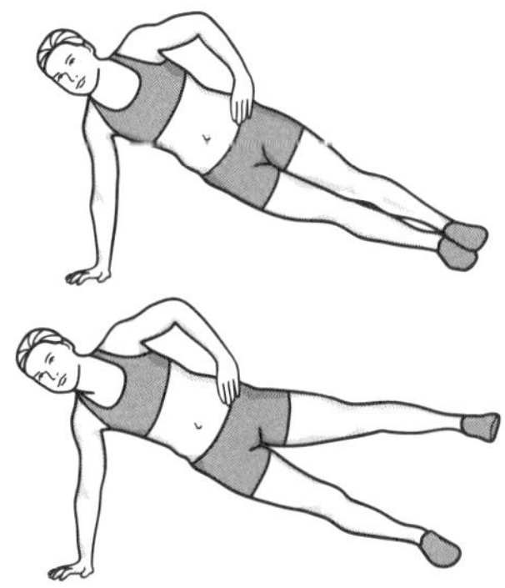

3 T-Stand mit Beinabduktion

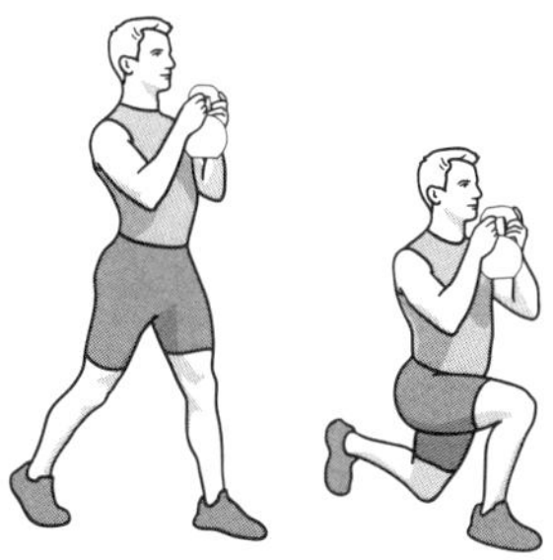

4 Ausfallschritt mit Kettlebell

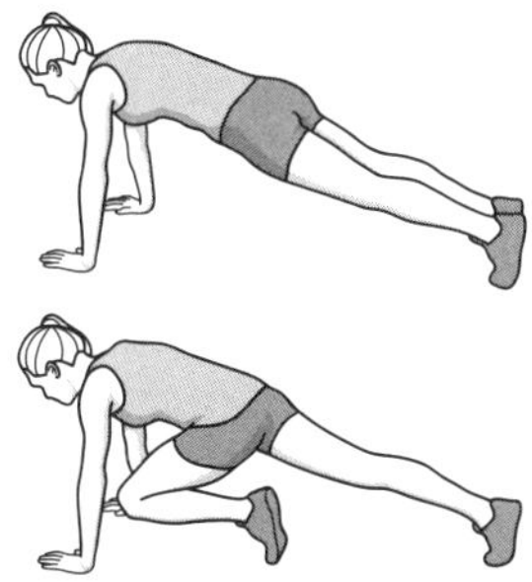

5 Bergsteiger im Stütz

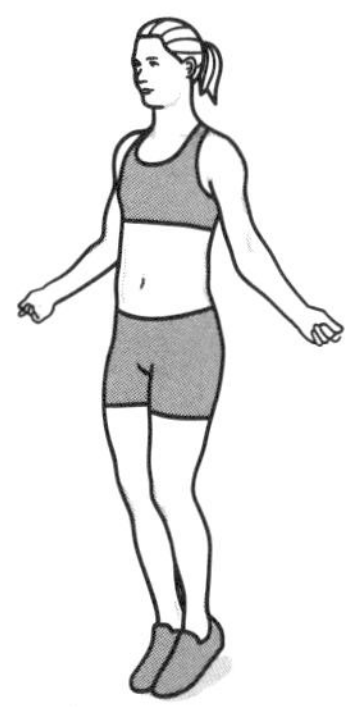

6 Seilspringen

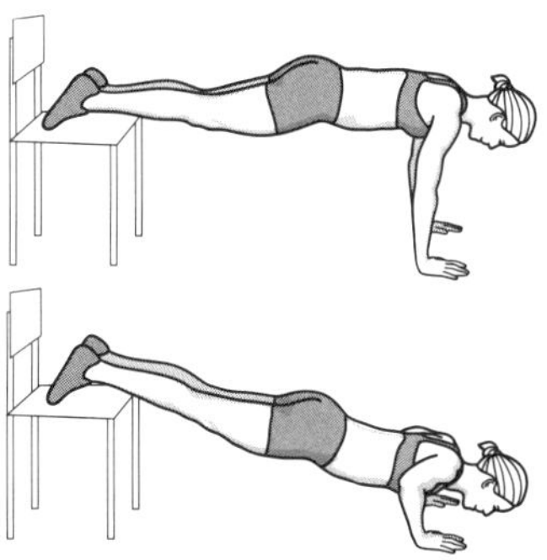

7 Negativer Liegestütz

26 Laufen

Benötigte Hilfsmittel: Miniband, Handtuch

1 **2** 3

	Übungen	Belastungszeit in Sek.	Belastungspause in Sek.	Sätze	Intensität	Seite
1	Scherensprung mit Miniband	30	10	1	1	122
2	Einbeiniges Beckenheben	30 pro Seite	10	1	1	139
3	Seitstütz	30 pro Seite	10	1	2	130
4	Hüftrotation im Liegen mit Miniband	30 pro Seite	10	1	1	140
5	Unterarmstütz	30	10	1	2	128
6	Gleitender Ausfallschritt	30 pro Seite	10	1	2	137
7	Schulteraußenrotation mit Miniband	30	10	1	1	124

Jede Übung 30 Sekunden
10 Sekunden Pause zwischen jeder Übung
1 Satz pro Übung

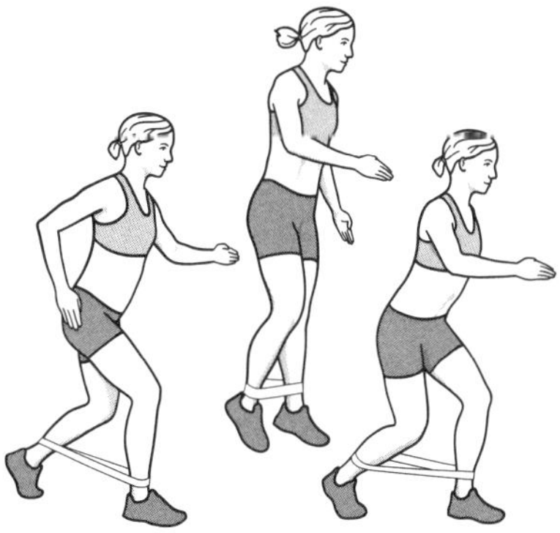

1 Scherensprung mit Miniband

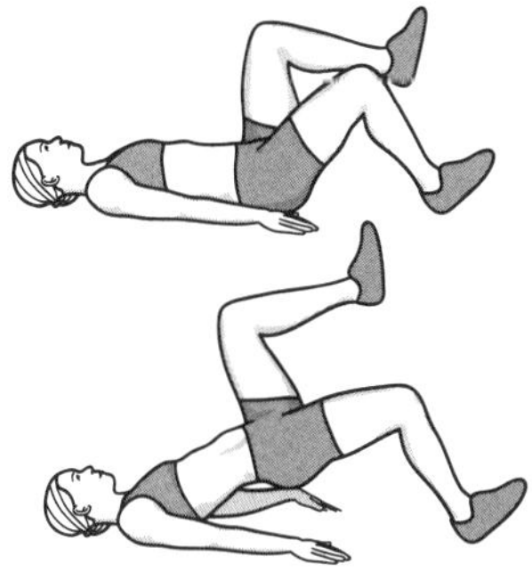

2 Einbeiniges Beckenheben

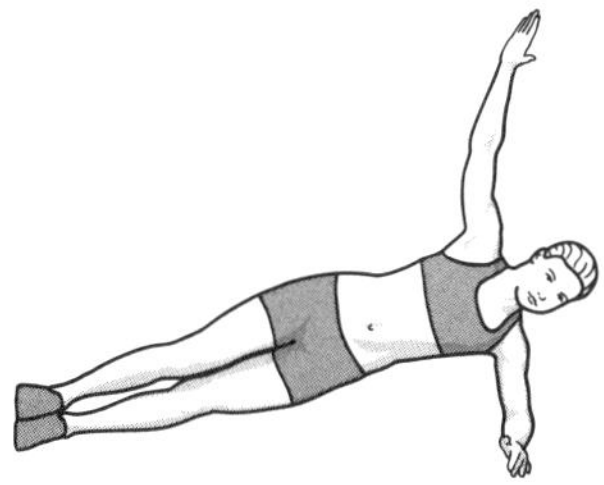

3 Seitstütz

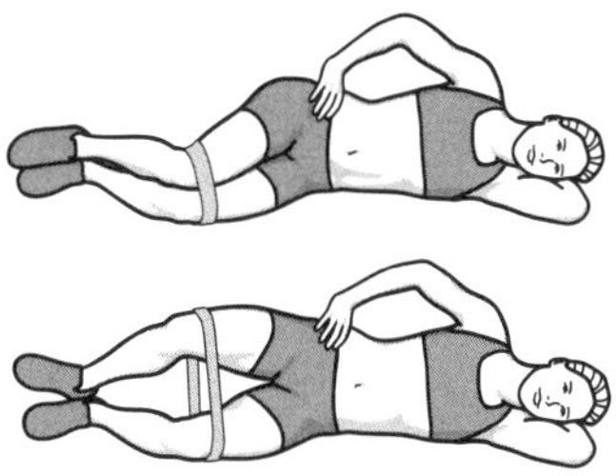

4 Hüftrotation im Liegen mit Miniband

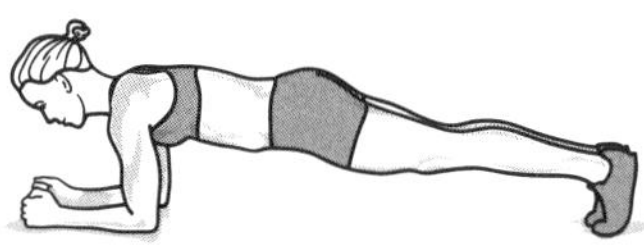

5 Unterarmstütz

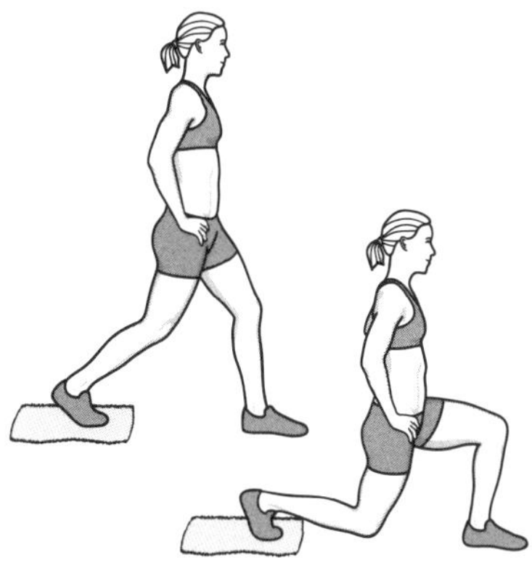

6 Gleitender Ausfallschritt

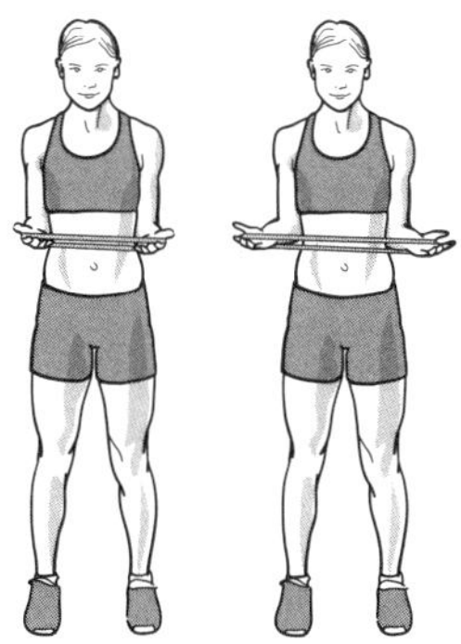

7 Schulteraußenrotation mit Miniband

27 Laufen 2

Benötigte Hilfsmittel: Miniband, Gymnastikball, Gymnastikband, 2 Kurzhanteln

1 **2** 3

	Übungen	Belastungszeit in Sek.	Belastungspause in Sek.	Sätze	Intensität	Seite
1	Trippeln mit Miniband	30	10	1	1	121
2	Einbeiniges Beinbeugen mit Gymnastikball	30 pro Seite	10	1	3	140
3	Antirotation mit Gymnastikband	30 pro Seite	10	1	1	134
4	Unterarmstütz auf Gymnastikball	30	10	1	2	129
5	Seitstütz mit Gymnastikball	30 pro Seite	10	1	2	130
6	Ausfallschritt mit Kurzhanteln	30 pro Seite	10	1	2	138
7	Vorgebeugtes Rudern mit Gymnastikband	30	10	1	1	125

Jede Übung 30 Sekunden
10 Sekunden Pause zwischen jeder Übung
1 Satz pro Übung

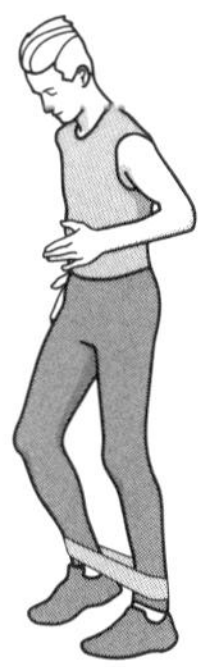

1 Trippeln mit Miniband

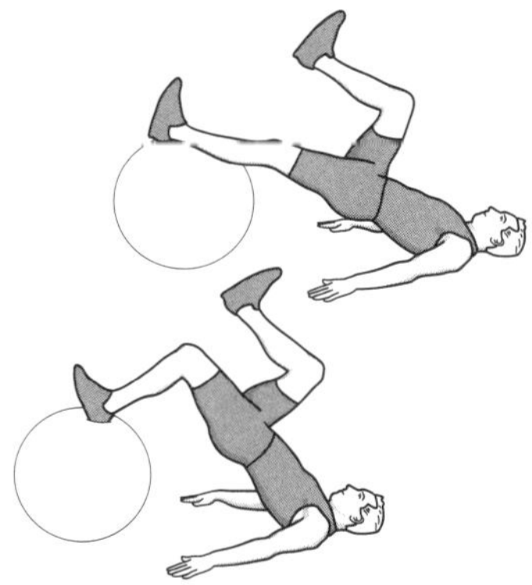

2 Einbeiniges Beinbeugen mit Gymnastikball

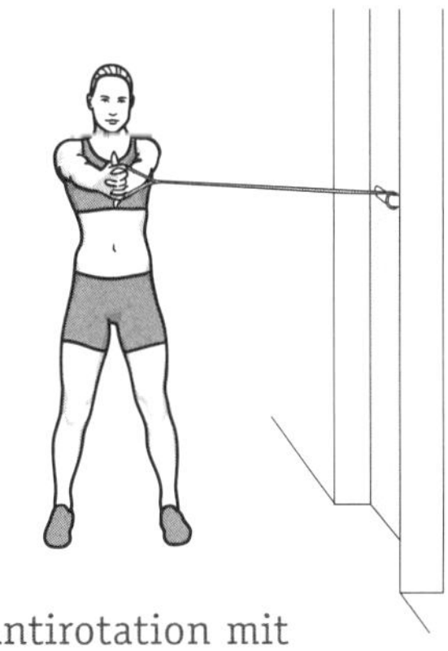

3 Antirotation mit Gymnastikband

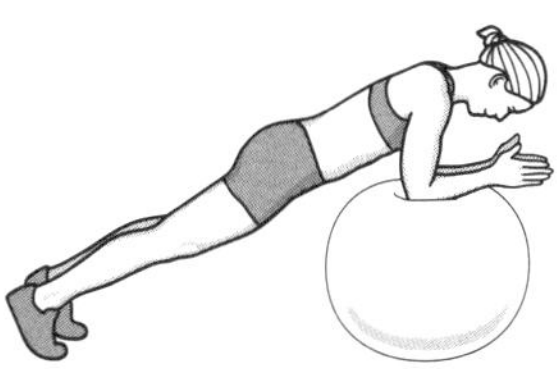

4 Unterarmstütz auf Gymnastikball

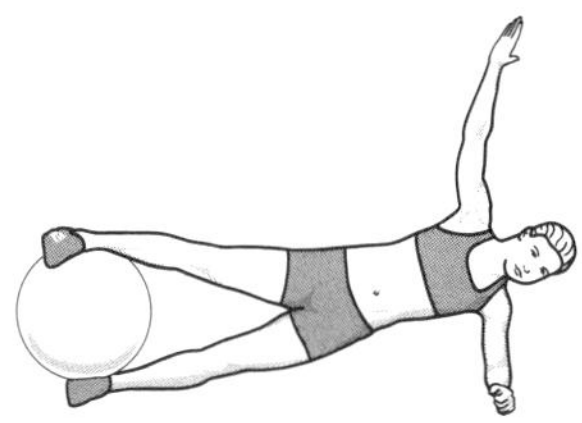

5 Seitstütz mit Gymnastikball

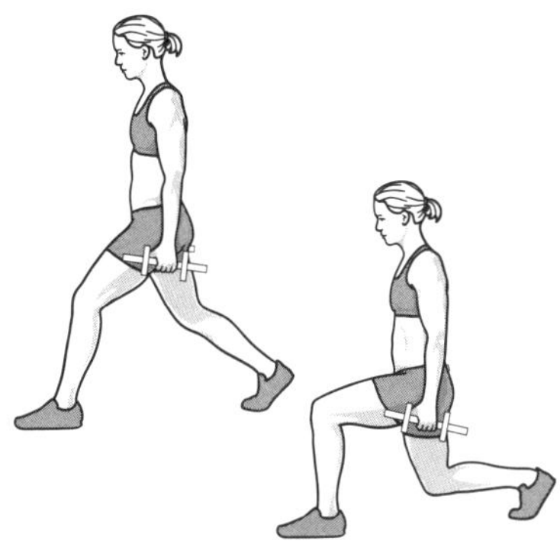

6 Ausfallschritt mit Kurzhanteln

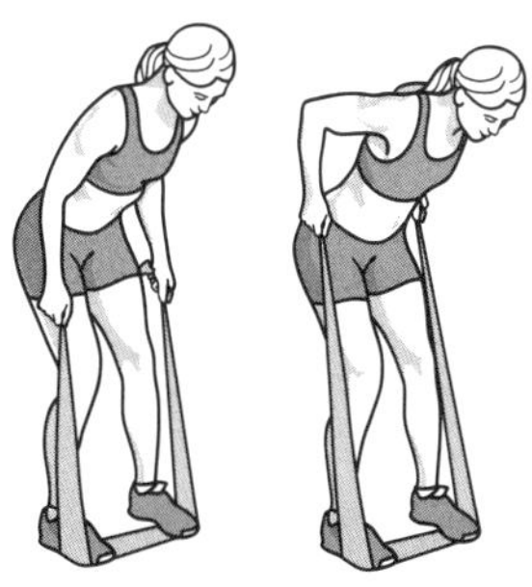

7 Vorgebeugtes Rudern mit Gymnastikband

28 Golf

Benötigte Hilfsmittel: Miniband, Gymnastikband

1 2 3

	Übungen	Belastungszeit in Sek.	Belastungspause in Sek.	Sätze	Intensität	Seite
1	Hüftrotation im Liegen mit Miniband	30 pro Seite	10	1	1	140
2	Schulteraußenrotation mit Miniband	30	10	1	1	124
3	Antirotation mit Gymnastikband	30 pro Seite	10	1	1	134
4	Einarmiges Rudern im Kniestand mit Gymnastikband	30 pro Seite	10	1	2	126
5	Liegende Rumpfrotation mit angewinkelten Beinen	30	10	1	1	133
6	Kniebeuge	30	10	1	1	135
7	Liegestütz mit abgelegten Knien	30	10	1	1	122
8	Ausfallschritt	30	10	1	1	137

Jede Übung 30 Sekunden
10 Sekunden Pause zwischen jeder Übung
1 Satz pro Übung

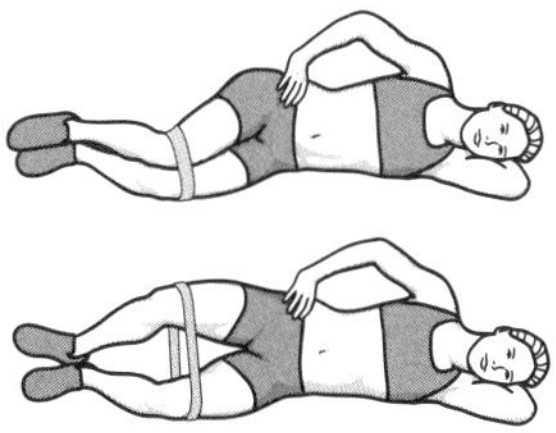

1 Hüftrotation im Liegen mit Miniband

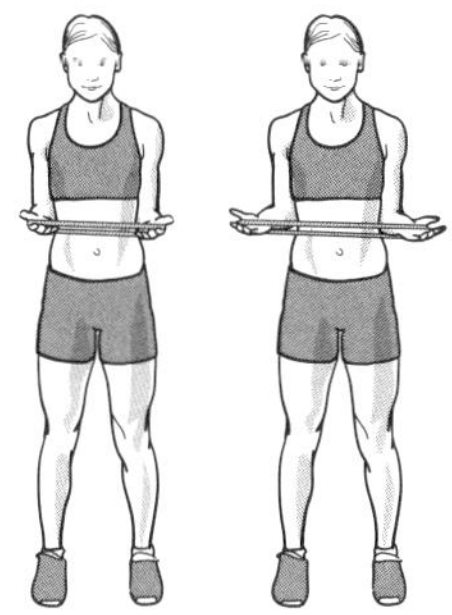

2 Schulteraußenrotation mit Miniband

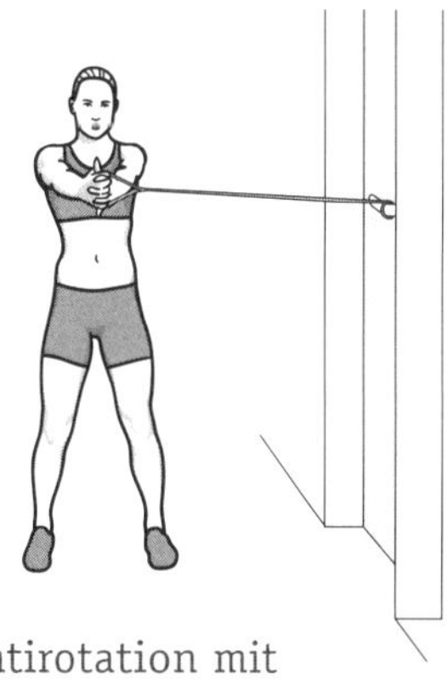

3 Antirotation mit Gymnastikband

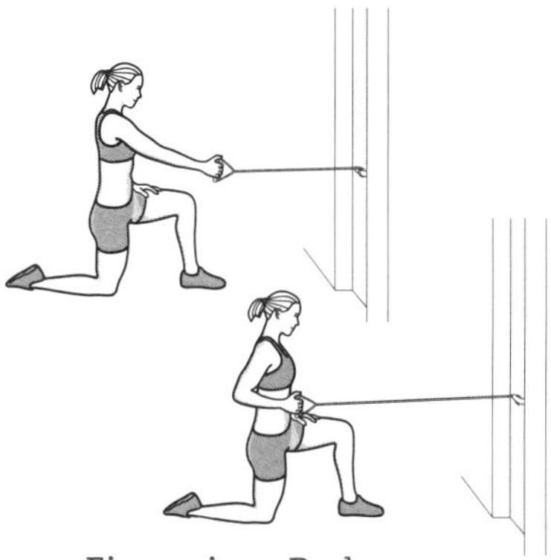

4 Einarmiges Rudern im Kniestand mit Gymnastikband

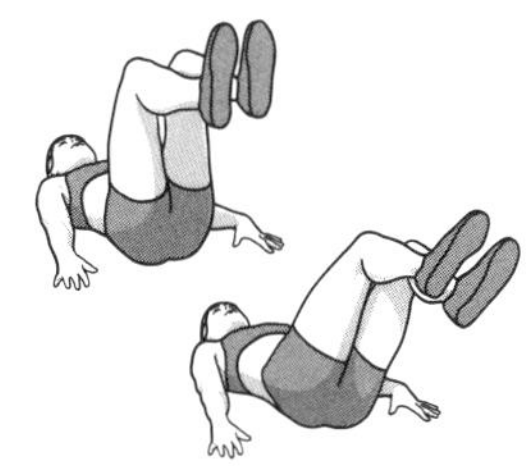

5 Liegende Rumpfrotation mit angewinkelten Beinen

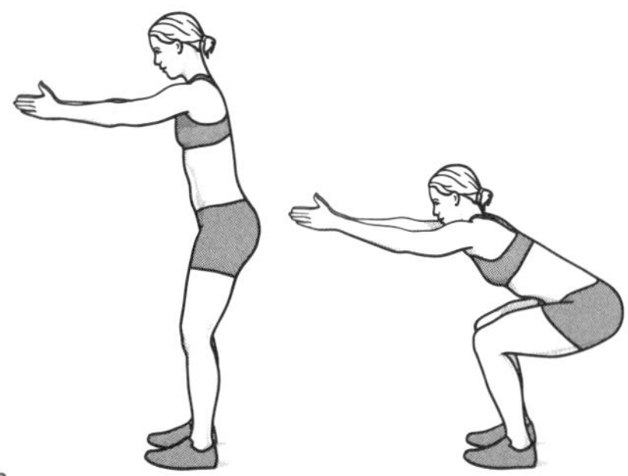

6 Kniebeuge

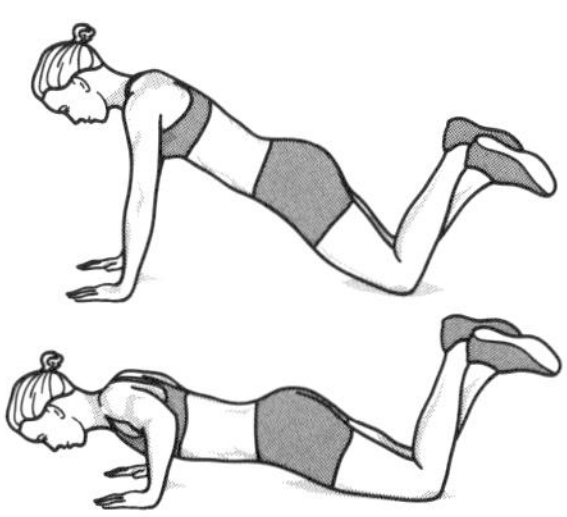

7 Liegestütz mit abgelegten Knien

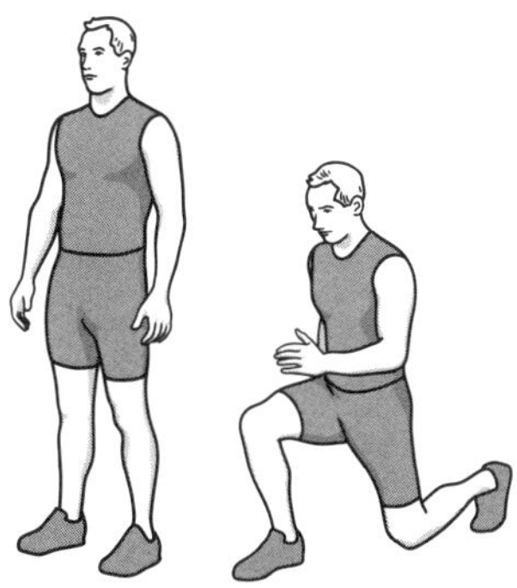

8 Ausfallschritt

29 Schwimmen

Benötigte Hilfsmittel: Gymnastikband, Gymnastikball

1 **2** 3

	Übungen	Belastungszeit in Sek.	Belastungspause in Sek.	Sätze	Intensität	Seite
1	Latdrücken in Rückenlage	30	10	1	2	126
2	Paddeln in Bauchlage	30	10	1	1	134
3	Zweipunktvierfüßler	30 pro Seite	10	1	1	127
4	Liegestütz mit abgelegten Knien	30	10	1	1	122
5	Frontstütz mit Armheben	30	10	1	1	127
6	Ausfallschritt	30	10	1	1	137
7	Vorgebeugtes Rudern mit Gymnastikband	30	10	1	1	125
8	Armschere in der Kniebeugenposition	30	10	1	1	124
9	Unterarmstütz auf Gymnastikball	30	10	1	2	129
10	Oberkörperaufrichten auf Gymnastikball	30	10	1	2	134

Jede Übung 30 Sekunden
10 Sekunden Pause zwischen jeder Übung
1 Satz pro Übung

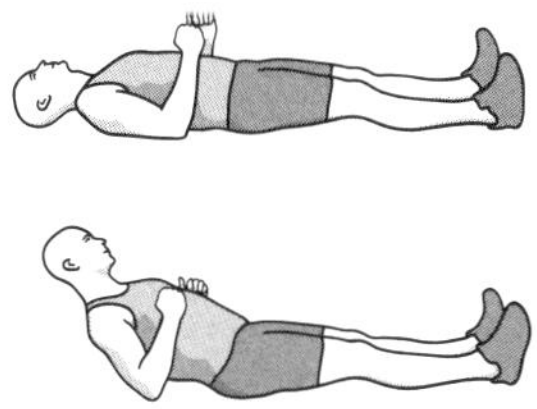

1 Latdrücken in Rückenlage

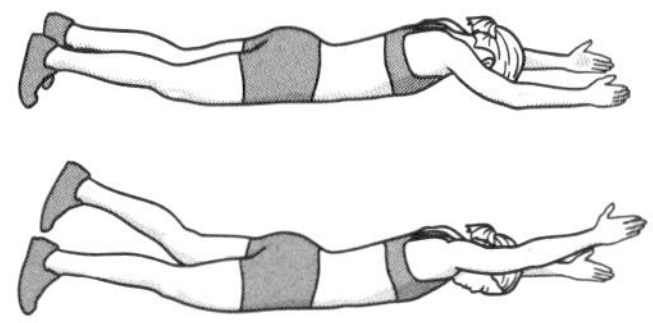

2 Paddeln in Bauchlage

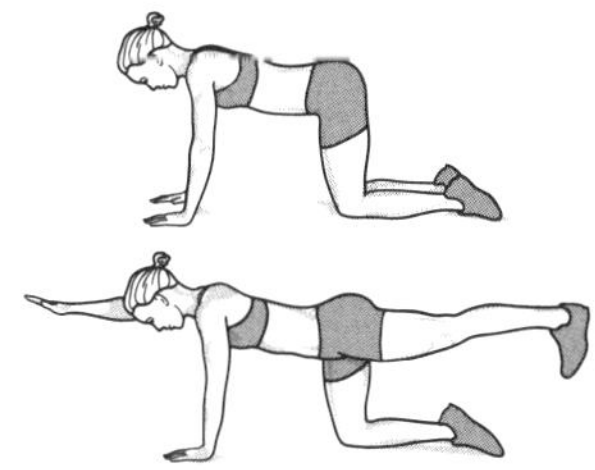

3 Zweipunktvierfüßler

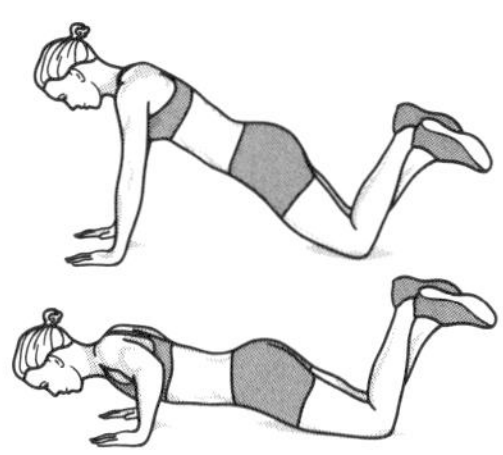

4 Liegestütz mit abgelegten Knien

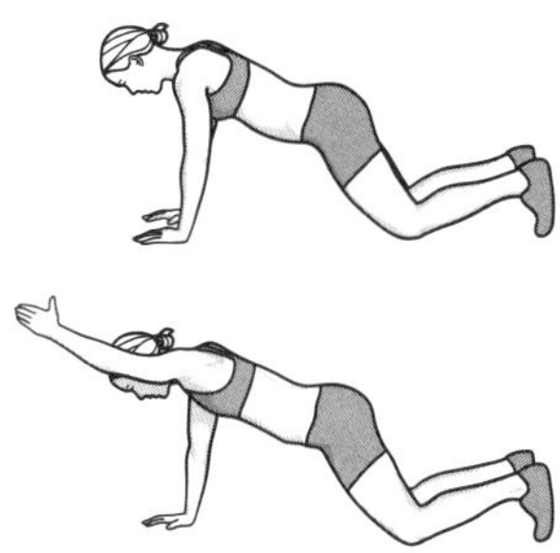

5 Frontstütz mit Armheben

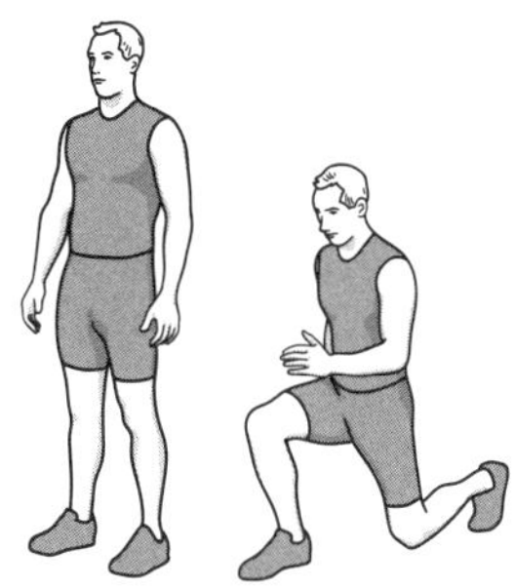

6 Ausfallschritt

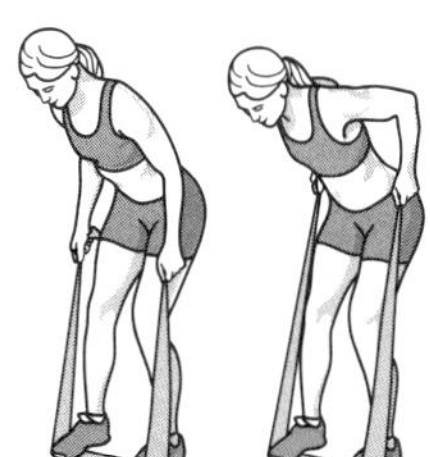

7 Vorgebeugtes Rudern mit Gymnastikband

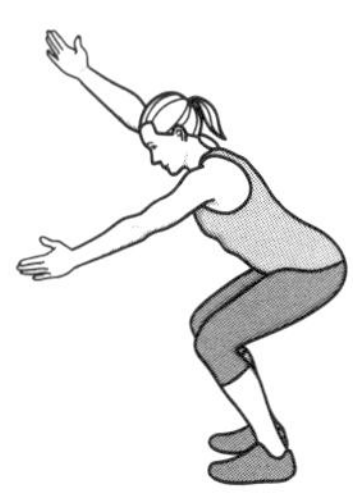

8 Armschere in der Kniebeugen-position

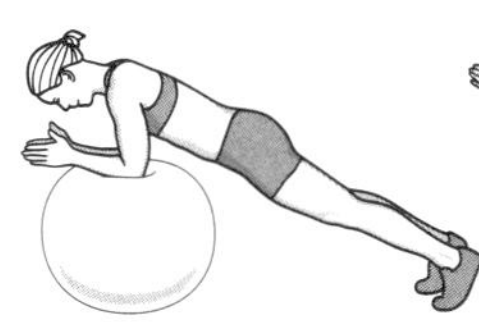

9 Unterarm-stütz auf Gymnastikball

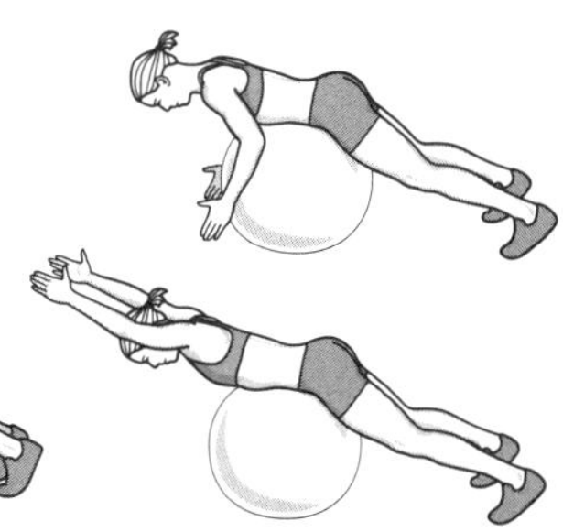

10 Oberkörper-aufrichten auf Gymnastikball

30 Kampfsport

Benötigte Hilfsmittel: Miniband, Gymnastikball, Gymnastikband, stabile Box oder Kiste, Stuhl, Klimmzugstange oder Ast (wenn du im Freien trainierst)

1 2 **3**

	Übungen	Belastungszeit in Sek.	Belastungspause in Sek.	Sätze	Intensität	Seite
1	Trippeln mit Miniband	30	10	1	1	121
2	Rumpfrotation auf Gymnastikball	30	10	1	1	133
3	Negativer Liegestütz	30	10	1	3	123
4	Boxsprung	30	10	1	3	121
5	Klimmzug	30	10	1	3	127
6	Boxen mit Miniband	30	10	1	1	122
7	Diagonaler Crunch	30	10	1	2	132
8	Einarmiges Rudern im Kniestand mit Gymnastikband	30 pro Seite	10	1	2	126
9	Liegende Rumpfrotation mit gestreckten Beinen	30	10	1	3	133
10	Tiefe Wechselsprünge	30	10	1	2	120

Jede Übung 30 Sekunden
10 Sekunden Pause zwischen jeder Übung
1 Satz pro Übung

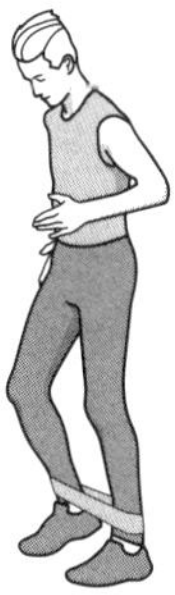

1 Trippeln mit Miniband

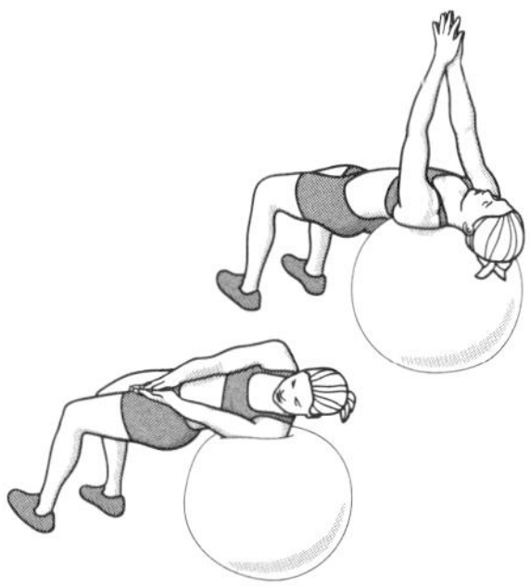

2 Rumpfrotation auf Gymnastikball

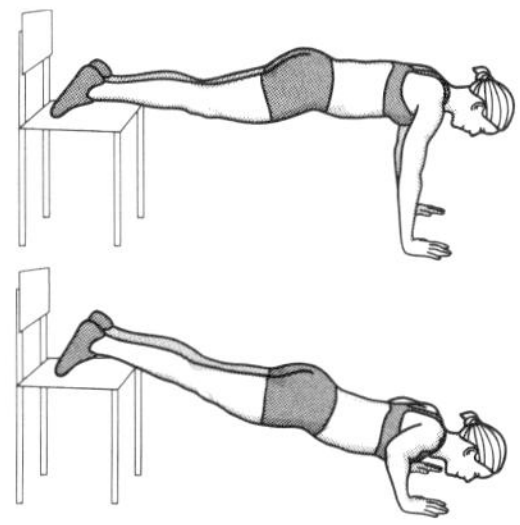

3 Negativer Liegestütz

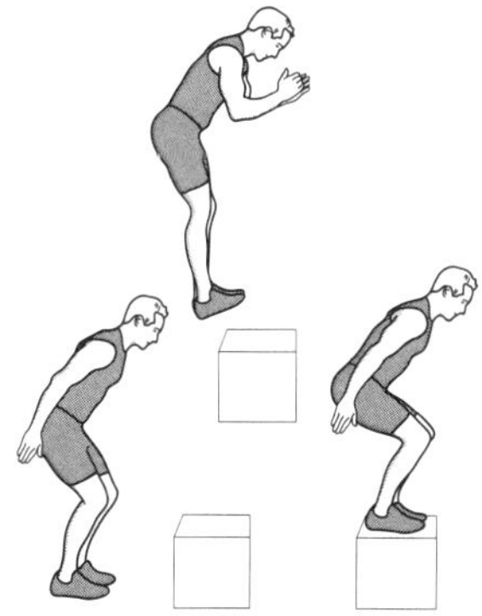

4 Boxsprung

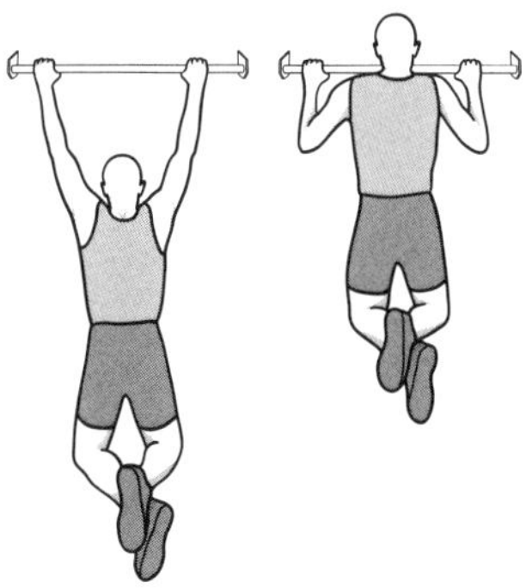

5 Klimmzug

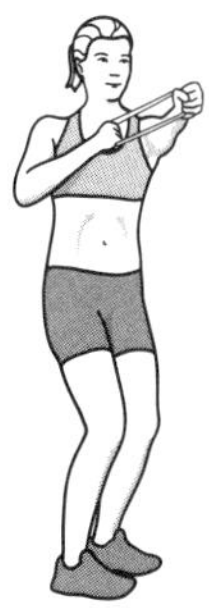

6 Boxen mit Miniband

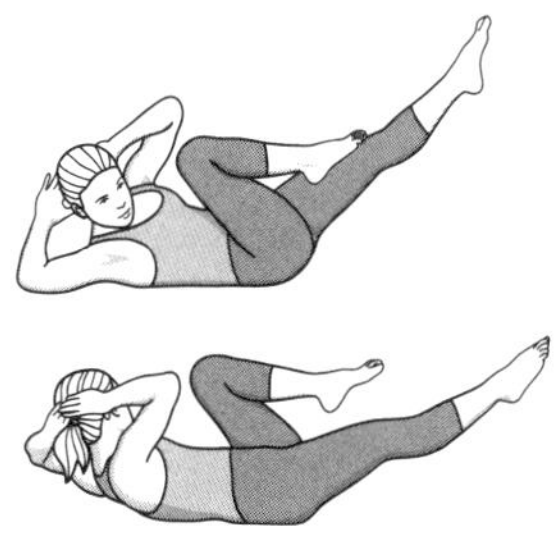

7 Diagonaler Crunch

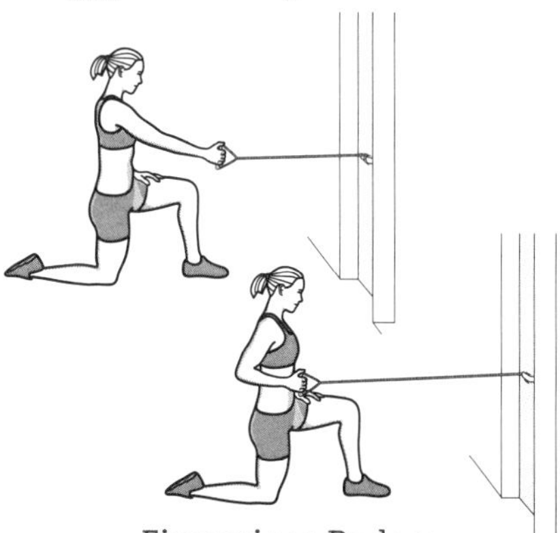

8 Einarmiges Rudern im Kniestand mit Gymnastikband

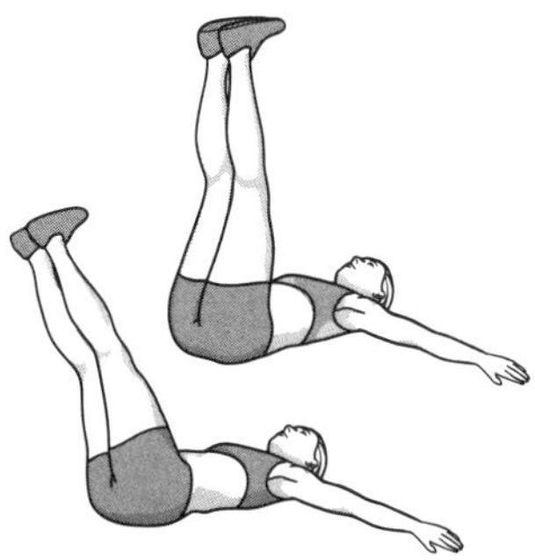

9 Liegende Rumpfrotation mit gestreckten Beinen

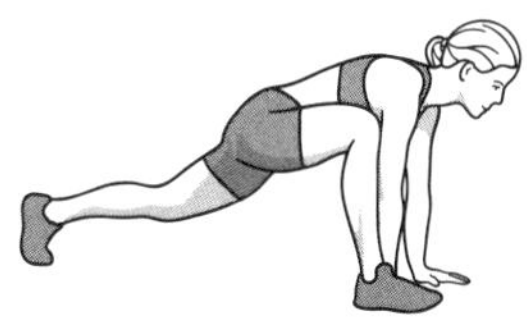

10 Tiefe Wechselsprünge

31 Fußball

Benötigte Hilfsmittel: Gymnastikball, Miniband, stabile Box oder Kiste

1 **2** 3

	Übungen	Belastungszeit in Sek.	Belastungspause in Sek.	Sätze	Intensität	Seite
1	Sprinten auf der Stelle	30	10	1	1	118
2	Seitstütz	30 pro Seite	10	1	2	130
3	Seitlicher Ausfallschritt	30 pro Seite	10	1	1	137
4	Zweipunktstütz	30 pro Seite	10	1	2	128
5	Boxsprung	30	10	1	3	121
6	Einbeiniges Beinbeugen mit Gymnastikball	30 pro Seite	10	1	3	140
7	Trippeln mit Miniband	30	10	1	1	121

Jede Übung 30 Sekunden
10 Sekunden Pause zwischen jeder Übung
1 Satz pro Übung

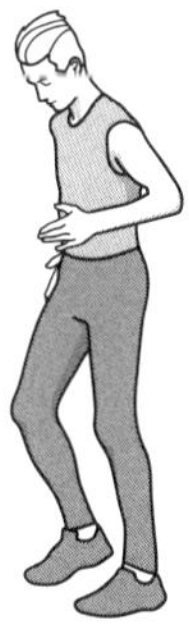

1 Sprinten auf der Stelle

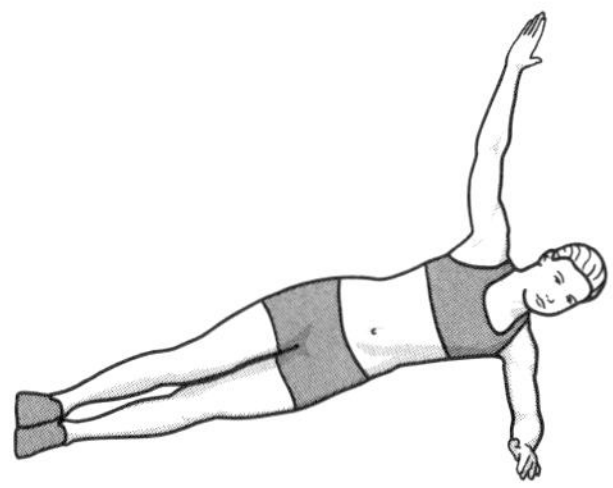

2 Seitstütz

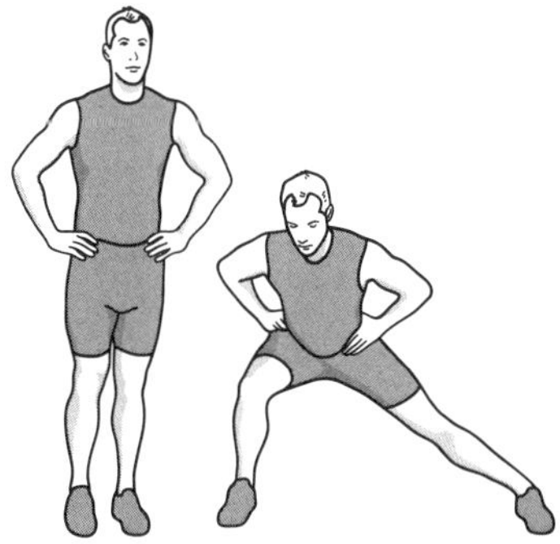

3 Seitlicher Ausfallschritt

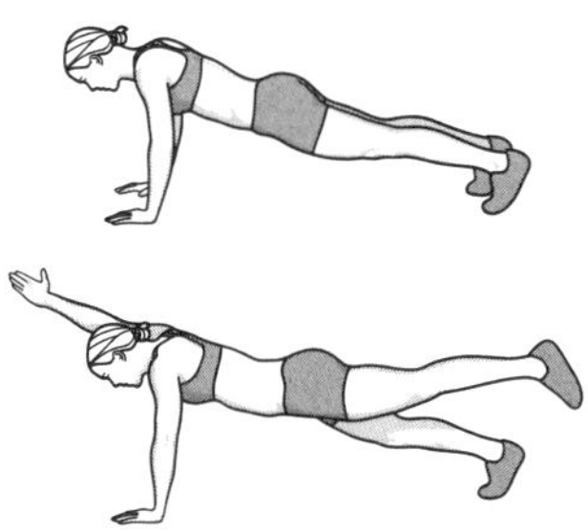

4 Zweipunktstütz

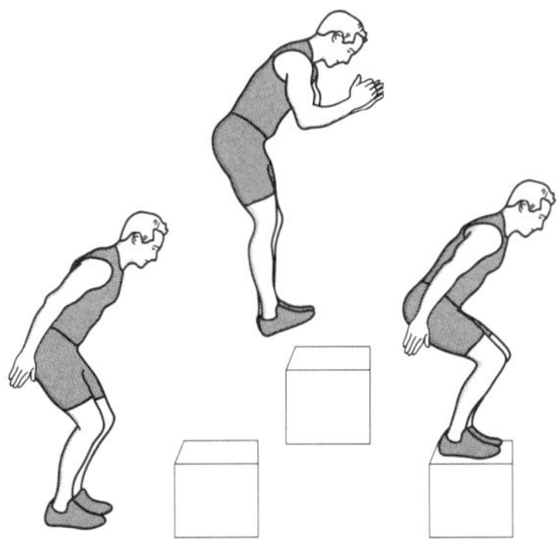

5 Boxsprung

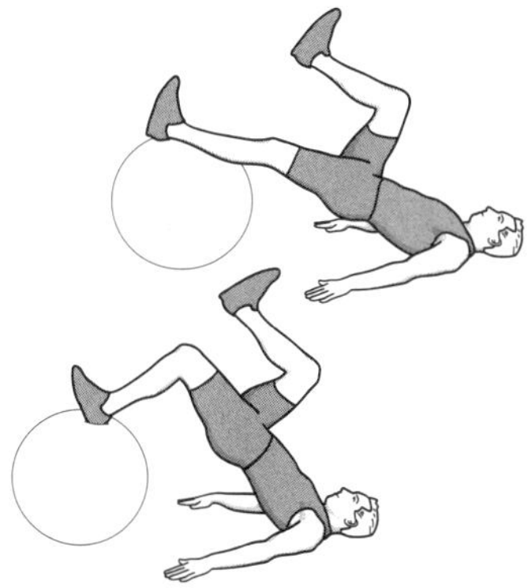

6 Einbeiniges Beinbeugen mit Gymnastikball

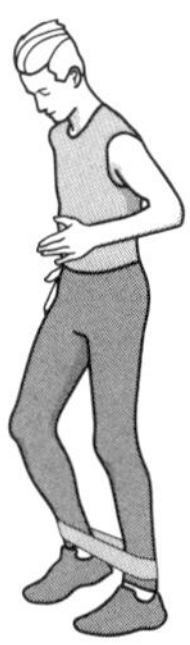

7 Trippeln mit Miniband

32 Radfahren

Benötigte Hilfsmittel: Kettlebell, Gymnastikball, Miniband, Gymnastikband

1 **2** 3

	Übungen	Belastungszeit in Sek.	Belastungspause in Sek.	Sätze	Intensität	Seite
1	Kreuzheben mit Kettlebell	30	10	1	2	136
2	Oberkörperaufrichten auf Gymnastikball	30	10	1	2	134
3	Stütz mit abwechselndem Beinheben auf Gymnastikball	30	10	1	1	129
4	Seitstütz mit Gymnastikball	30 pro Seite	10	1	2	130
5	Ausfallschritt mit Kettlebell	30 pro Seite	10	1	2	138
6	Schulteraußenrotation mit Miniband	30	10	1	1	124
7	Beckenheben mit Miniband	30	10	1	1	139
8	Vorgebeugtes Rudern mit Gymnastikband	30	10	1	1	125
9	Rumpfrotation auf Gymnastikball	30	10	1	1	133

Jede Übung 30 Sekunden
10 Sekunden Pause zwischen jeder Übung
1 Satz pro Übung

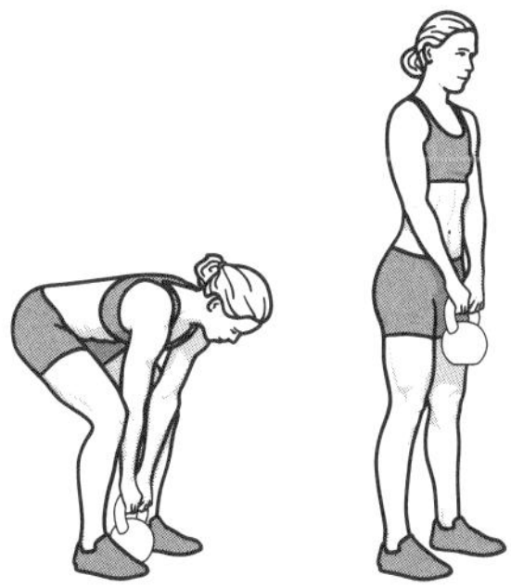

1 Kreuzheben mit Kettlebell

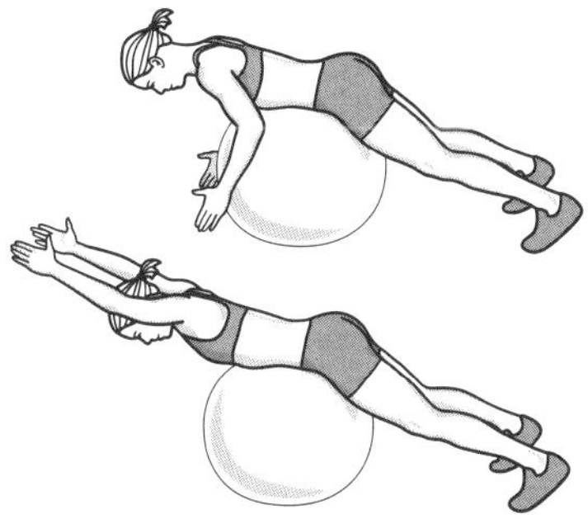

2 Oberkörperaufrichten auf Gymnastikball

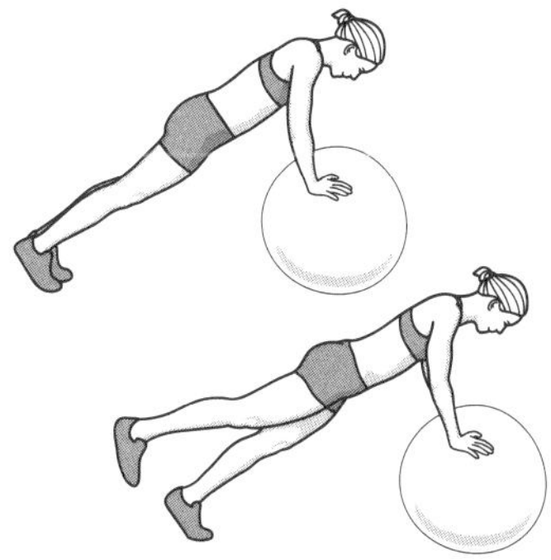

3 Stütz mit abwechselndem Beinheben auf Gymnastikball

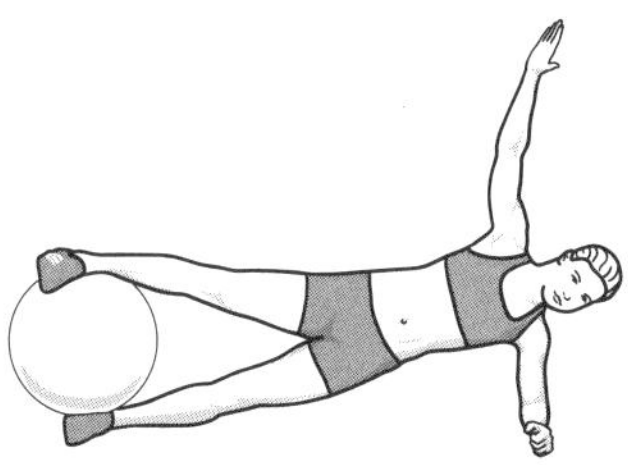

4 Seitstütz mit Gymnastikball

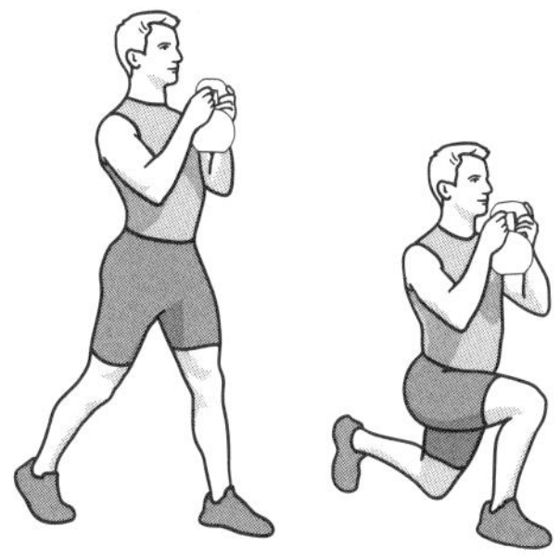

5 Ausfallschritt mit Kettlebell

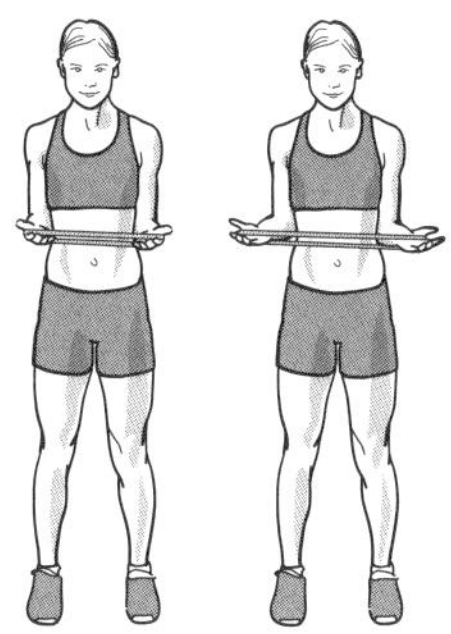

6 Schulteraußenrotation mit Miniband

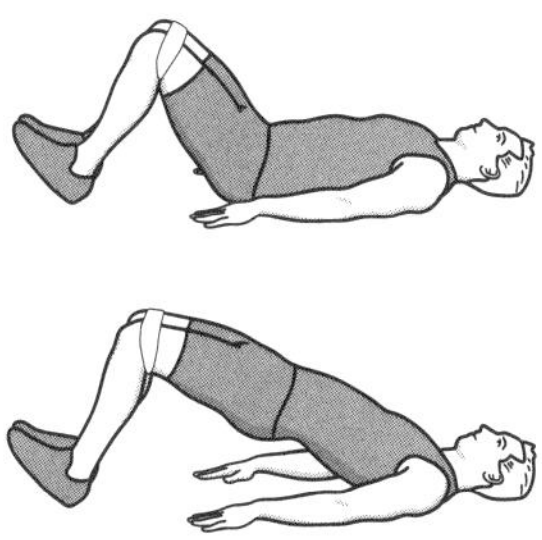

7 Beckenheben mit Miniband

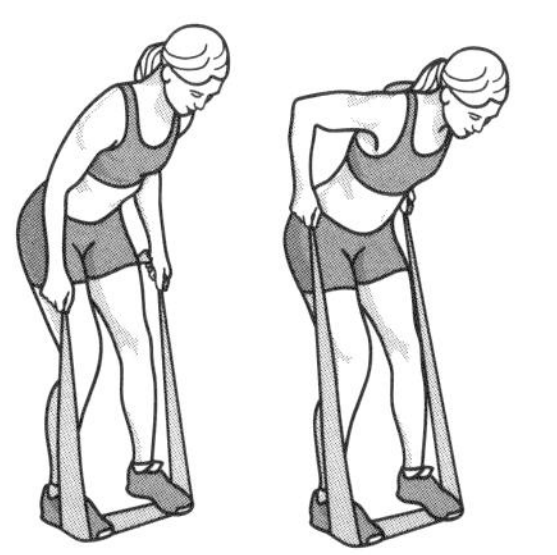

8 Vorgebeugtes Rudern mit Gymnastikband

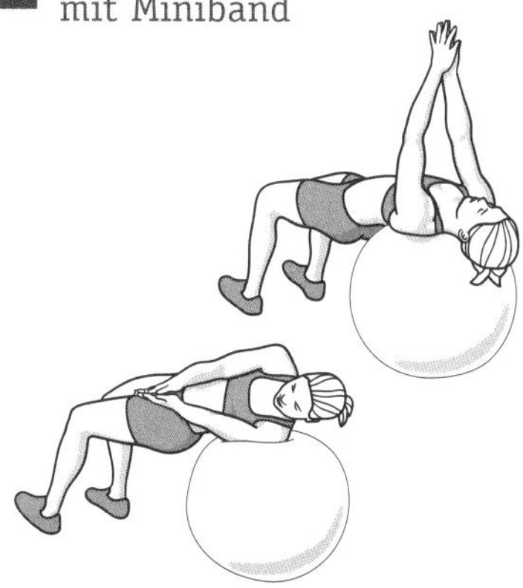

9 Rumpfrotation auf Gymnastikball

33 Tennis

Benötigte Hilfsmittel: Miniband, Gymnastikband, Gymnastikball, stabile Box oder Kiste

1 **2** 3

	Übungen	Belastungszeit in Sek.	Belastungspause in Sek.	Sätze	Intensität	Seite
1	Trippeln mit Miniband	30	10	1	1	121
2	Antirotation mit Gymnastikband	30 pro Seite	10	1	1	134
3	Bergsteiger im Stütz	30	10	1	1	128
4	Rumpfrotation auf Gymnastikball	30	10	1	1	133
5	Boxsprung	30	10	1	3	121
6	Seitliches Armheben auf Gymnastikball	30	10	1	1	124
7	Liegestütz mit abgelegten Knien	30	10	1	1	122
8	Stütz mit abwechselndem Beinheben auf Gymnastikball	30	10	1	1	129
9	Seitlicher Ausfallschritt	30 pro Seite	10	1	1	137

Jede Übung 30 Sekunden
10 Sekunden Pause zwischen jeder Übung
1 Satz pro Übung

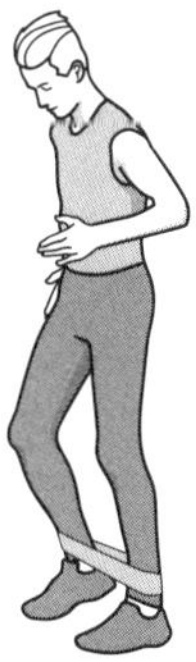

1 Trippeln mit Miniband

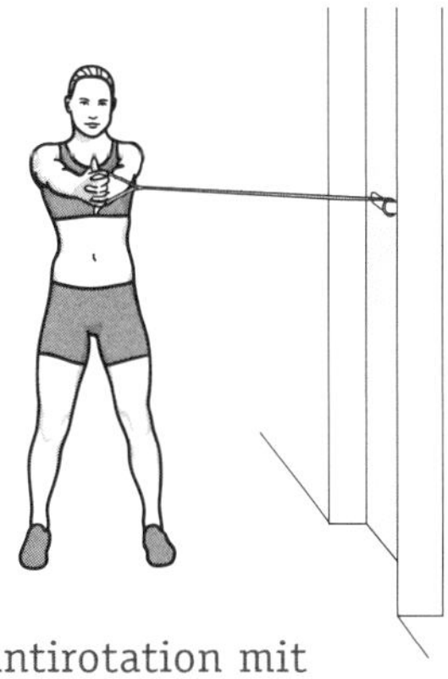

2 Antirotation mit Gymnastikband

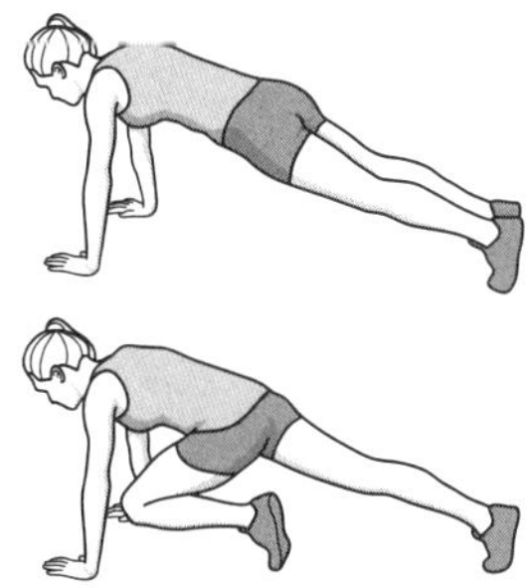

3 Bergsteiger im Stütz

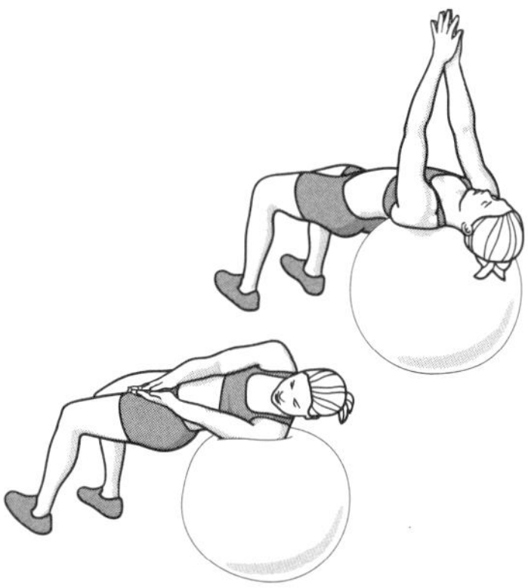

4 Rumpfrotation auf Gymnastikball

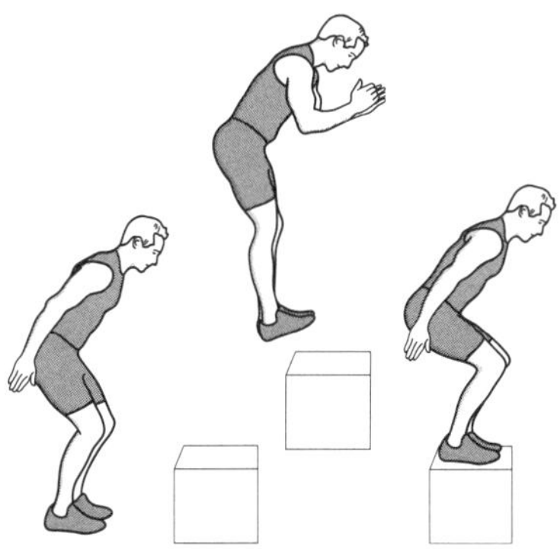

5 Boxsprung

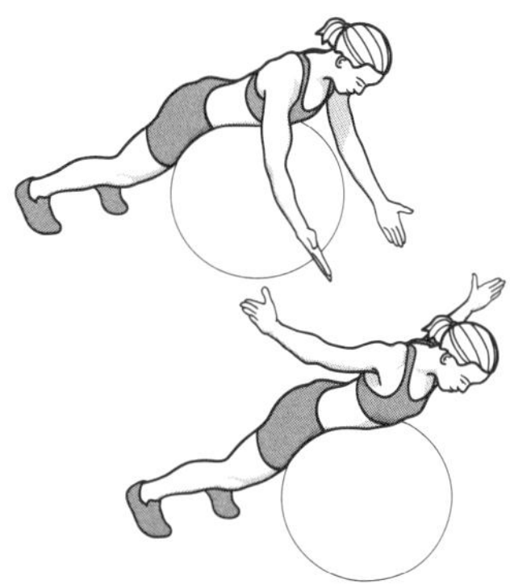

6 Seitliches Armheben auf Gymnastikball

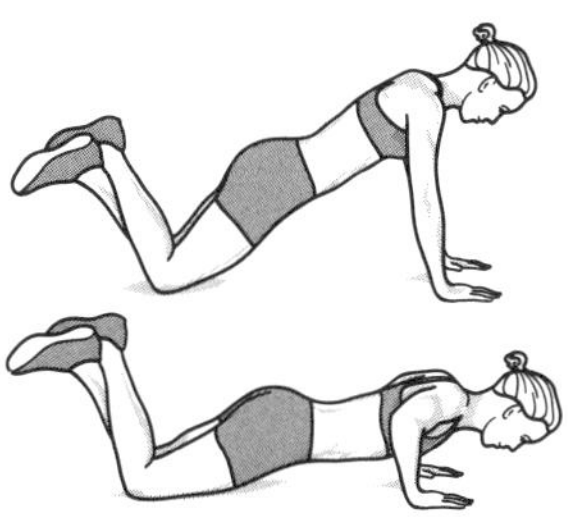

7 Liegestütz mit abgelegten Knien

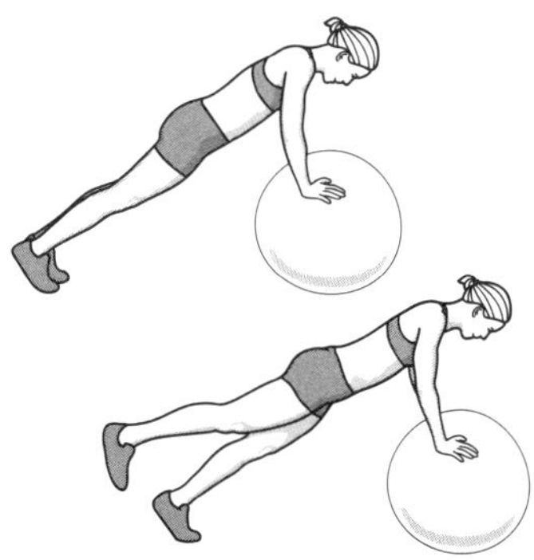

8 Stütz mit abwechselndem Beinheben auf Gymnastikball

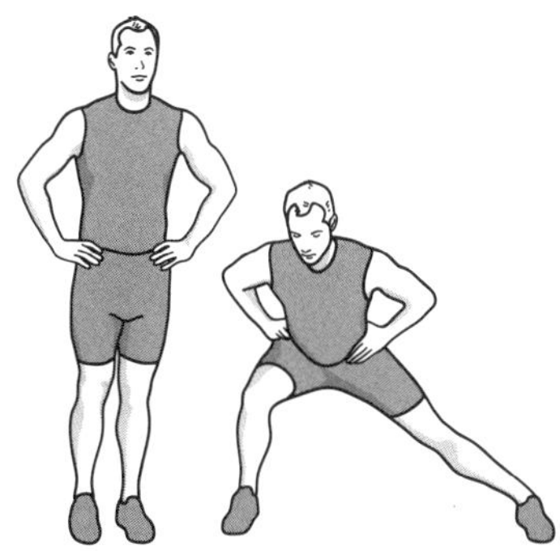

9 Seitlicher Ausfallschritt

34 Triathlon

Benötigte Hilfsmittel: Kettlebell, Miniband, 2 Kurzhanteln

1 **2** 3

	Übungen	Belastungszeit in Sek.	Belastungspause in Sek.	Sätze	Intensität	Seite
1	Kreuzheben mit Kettlebell	30	10	1	2	136
2	Latdrücken in Rückenlage	30	10	1	2	126
3	Paddeln in Bauchlage	30	10	1	1	134
4	Hohes Marschieren mit Miniband	30	10	1	1	121
5	Liegestütz	30	10	1	2	123
6	Ausfallschritt mit Kurzhanteln	30 pro Seite	10	1	2	138
7	Seitstütz	30 pro Seite	10	1	2	130
8	Einbeiniges Beckenheben	30 pro Seite	10	1	1	139

Jede Übung 30 Sekunden
10 Sekunden Pause zwischen jeder Übung
1 Satz pro Übung

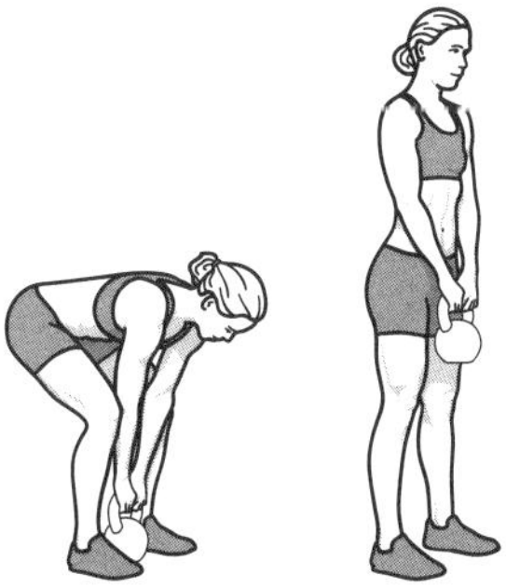

1 Kreuzheben mit Kettlebell

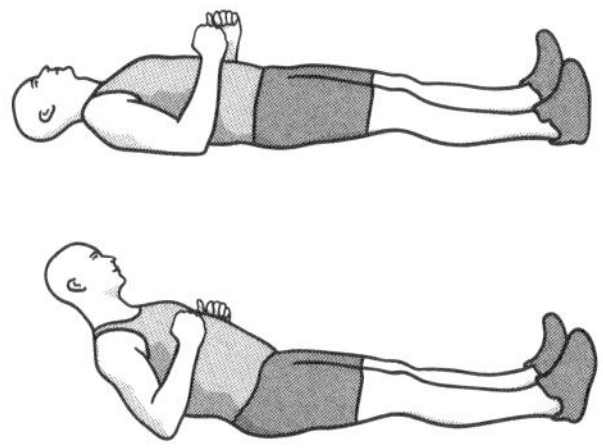

2 Latdrücken in Rückenlage

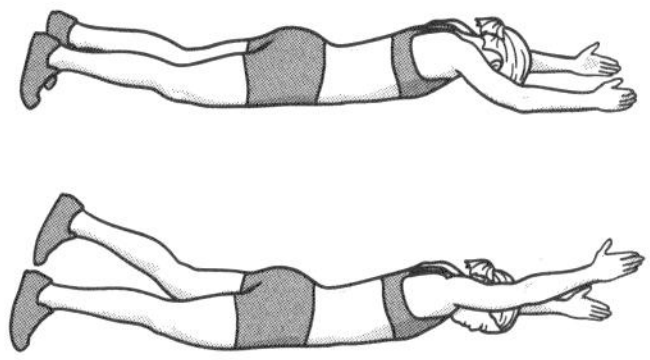

3 Paddeln in Bauchlage

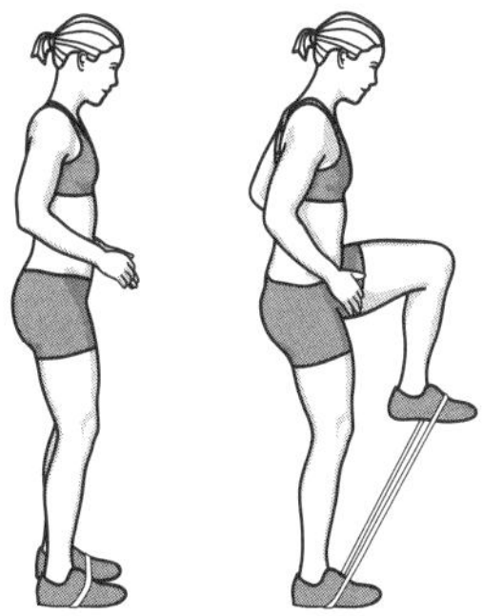

4 Hohes Marschieren mit Miniband

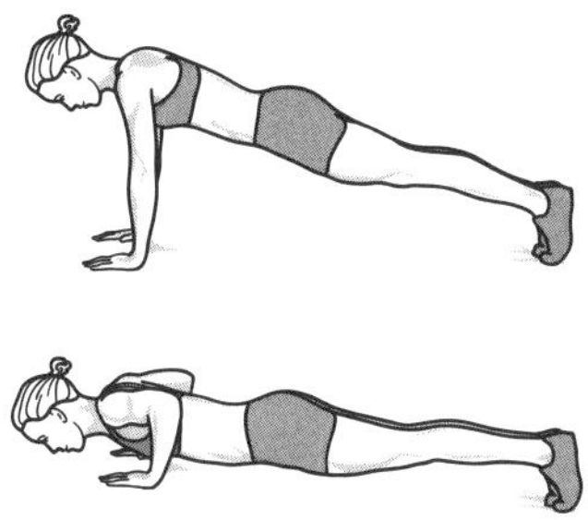

5 Liegestütz

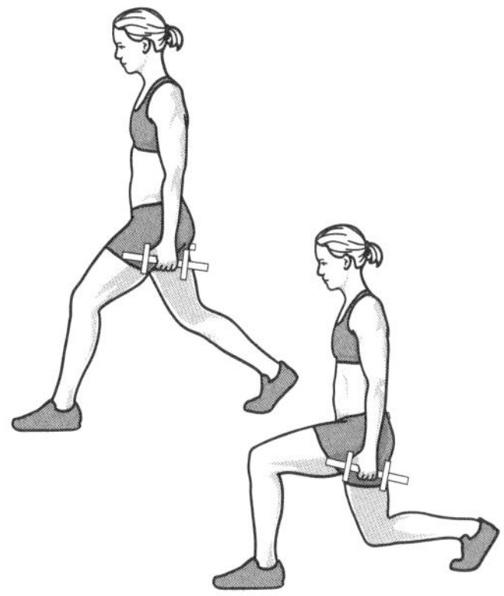

6 Ausfallschritt mit Kurzhanteln

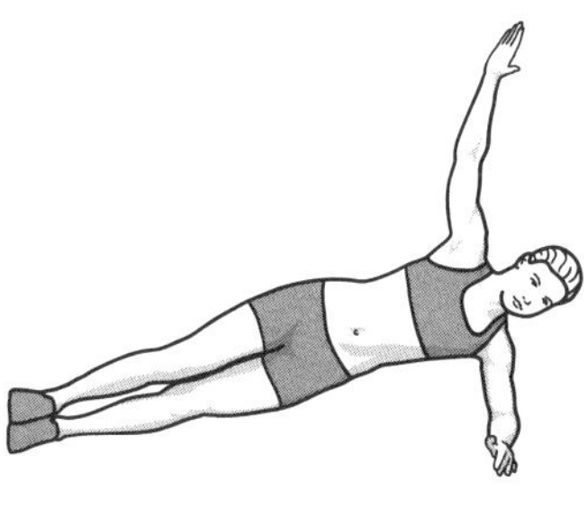

7 Seitstütz

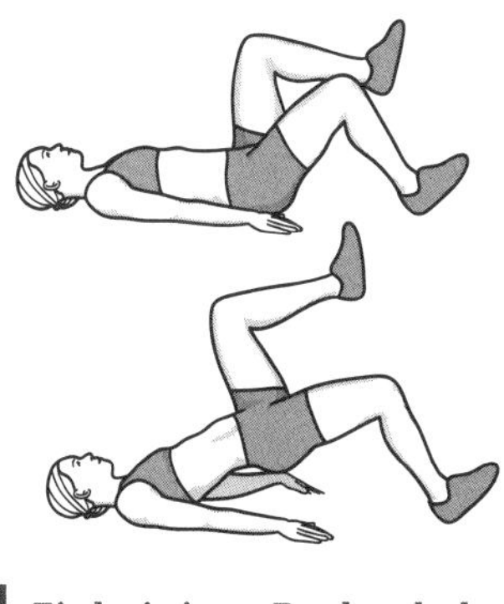

8 Einbeiniges Beckenheben

35 Brettsport

Benötigte Hilfsmittel: 2 Kurzhanteln, Gymnastikball, Tisch

1 **2** 3

	Übungen	Belastungszeit in Sek.	Belastungspause in Sek.	Sätze	Intensität	Seite
1	Ausfallschritt mit Kurzhanteln	30 pro Seite	10	1	2	138
2	Einarmiges Rudern in der Standwaage mit Kurzhantel	30 pro Seite	10	1	2	126
3	Liegende Rumpfrotation mit gestreckten Beinen	30	10	1	3	133
4	Unterarmstütz auf Gymnastikball	30	10	1	2	129
5	Seitlicher Ausfallschritt	30 pro Seite	10	1	1	137
6	Zweipunktstütz	30 pro Seite	10	1	2	128
7	Beinbeugen mit Gymnastikball	30	10	1	1	139

Jede Übung 30 Sekunden
10 Sekunden Pause zwischen jeder Übung
1 Satz pro Übung

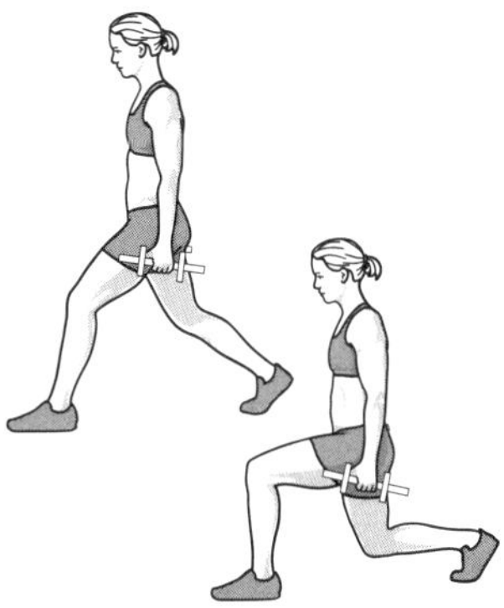

1 Ausfallschritt mit Kurzhanteln

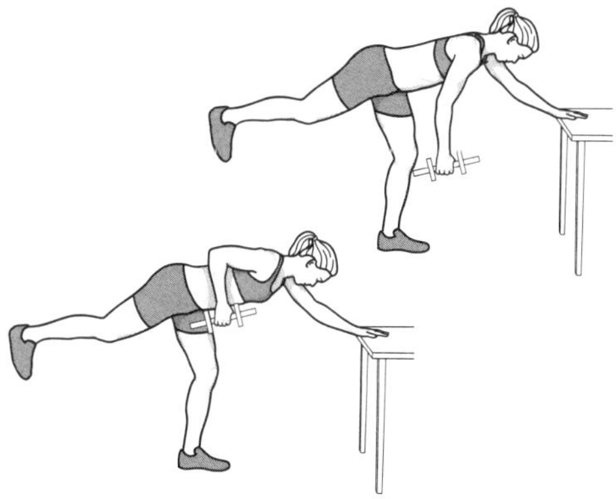

2 Einarmiges Rudern in der Standwaage mit Kurzhantel

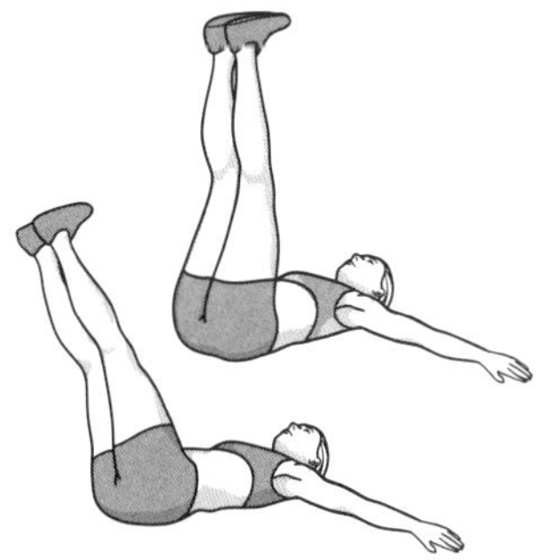

3 Liegende Rumpfrotation mit gestreckten Beinen

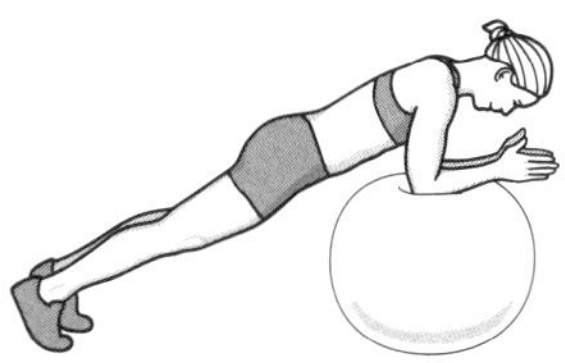

4 Unterarmstütz auf Gymnastikball

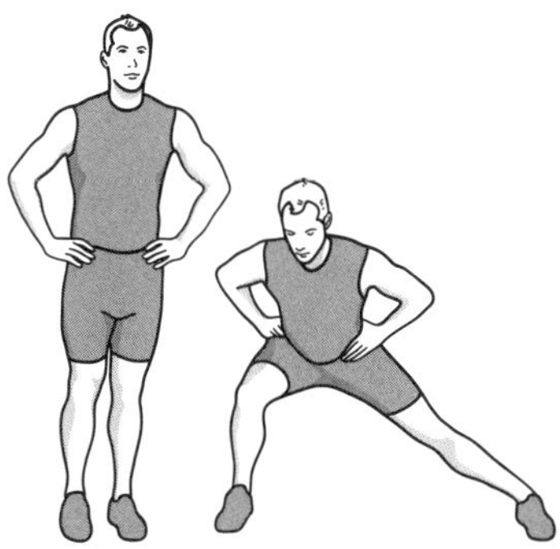

5 Seitlicher Ausfallschritt

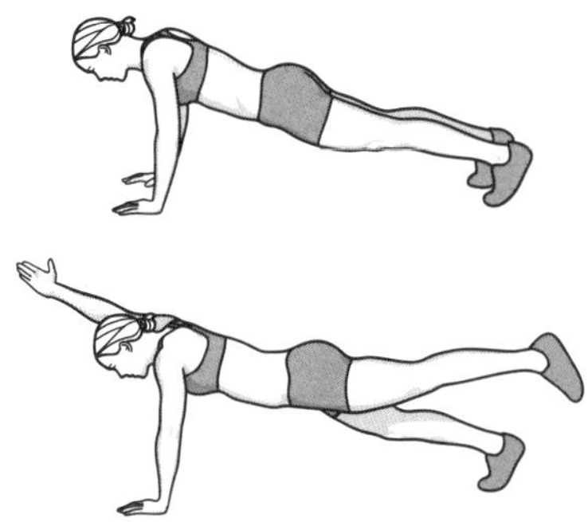

6 Zweipunktstütz

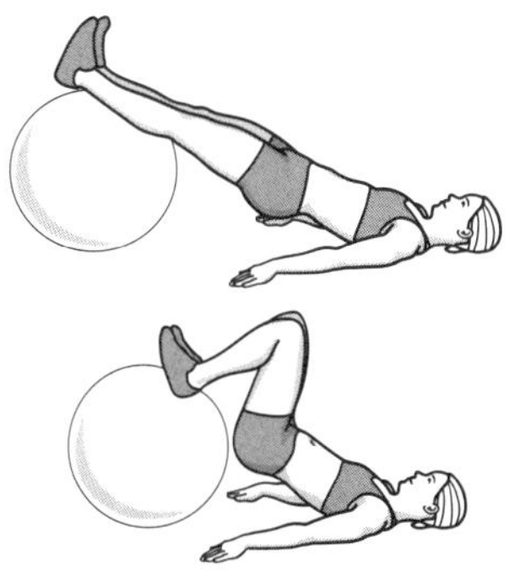

7 Beinbeugen mit Gymnastikball

36 Rücken Spezial 1

Benötigte Hilfsmittel: keine

1 2 3

	Übungen	Belastungszeit in Sek.	Belastungspause in Sek.	Sätze	Intensität	Seite
1	Zweipunktvierfüßler	30 pro Seite	15	1	1	127
2	Seitstütz mit abgelegten Knien	30 pro Seite	15	1	1	130
3	Beckenheben	30	15	1	1	138
4	Paddeln in Bauchlage	30	15	1	1	134
5	Frontstütz mit Armheben	30	15	1	1	127
6	Armschere in der Kniebeugenposition	30	15	1	1	124
7	Unterarmstütz	30	15	1	2	128
8	Liegestütz mit abgelegten Knien	30	15	1	1	122

Jede Übung 30 Sekunden
15 Sekunden Pause zwischen jeder Übung
1 Satz pro Übung

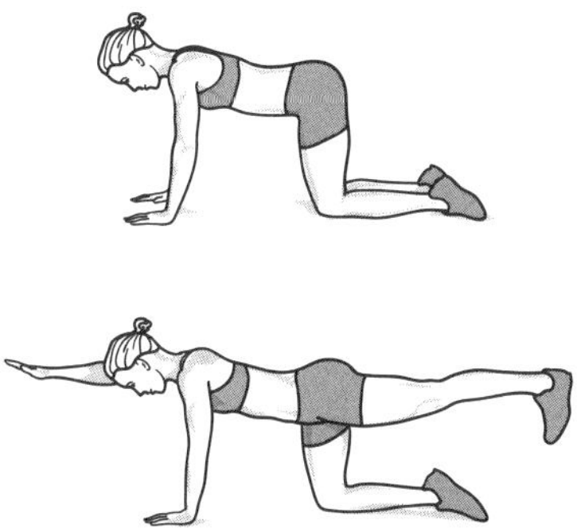

1 Zweipunktvierfüßler

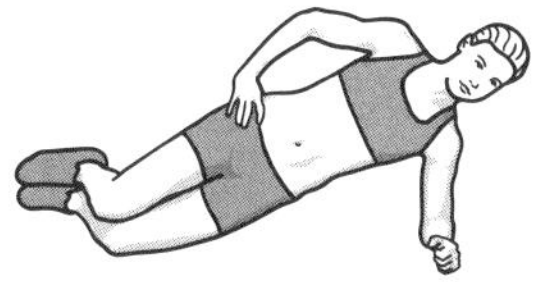

2 Seitstütz mit abgelegten Knien

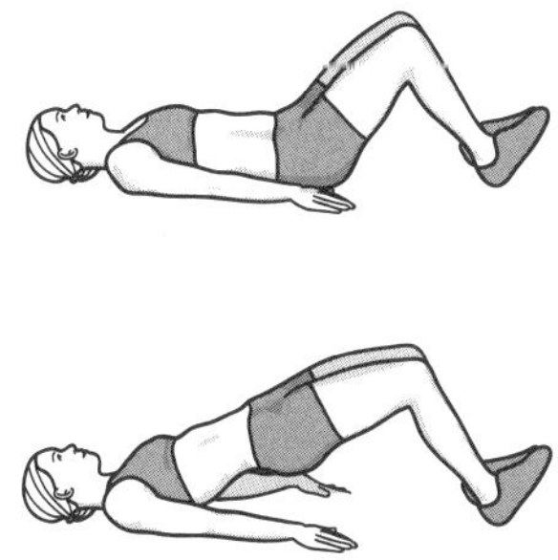

3 Beckenheben

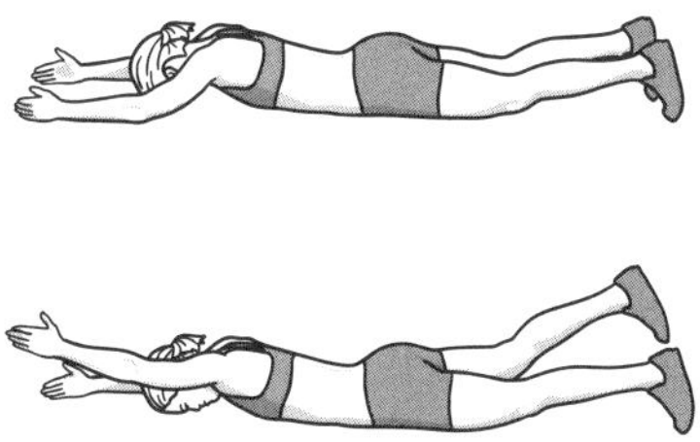

4 Paddeln in Bauchlage

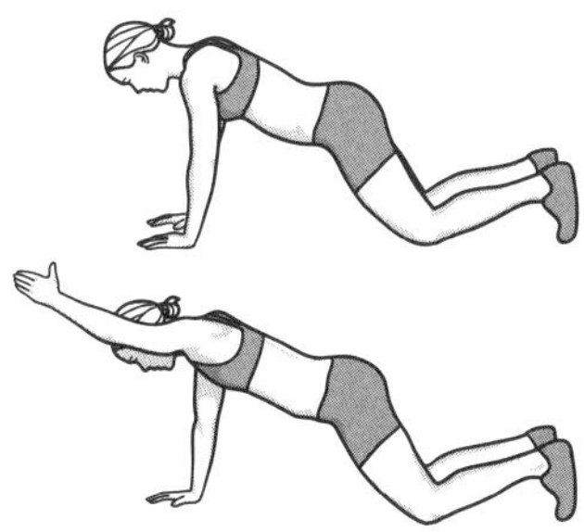

5 Frontstütz mit Armheben

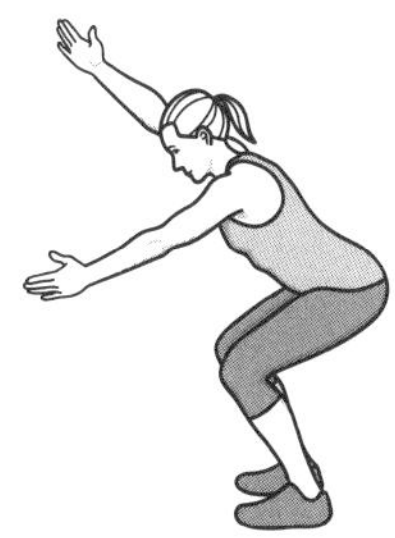

6 Armschere in der Kniebeugenposition

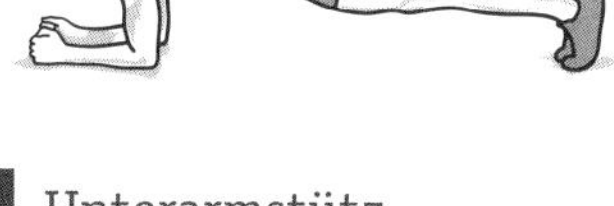

7 Unterarmstütz

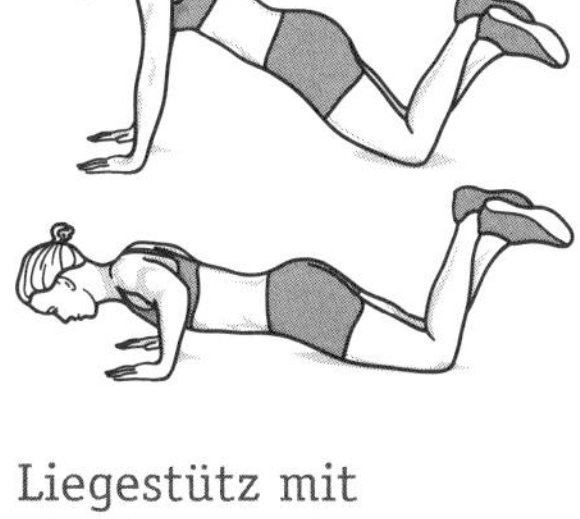

8 Liegestütz mit abgelegten Knien

37 Rücken Spezial 2

Benötigte Hilfsmittel: Kettlebell, Gymnastikband, Gymnastikball 1 2 3

	Übungen	Belastungszeit in Sek.	Belastungspause in Sek.	Sätze	Intensität	Seite
1	Kreuzheben mit Kettlebell	30	10	2	2	136
2	Vorgebeugtes Rudern mit Gymnastikband	30	10	2	1	125
3	Seitliches Armheben auf Gymnastikball	30	10	2	1	124
4	Stütz mit abwechseln-dem Beinheben auf Gymnastikball	30	10	2	1	129
5	Seitstütz mit Gymnastikball	30 pro Seite	10	2	2	130

Jede Übung 30 Sekunden
10 Sekunden Pause zwischen jeder Übung
2 Sätze pro Übung

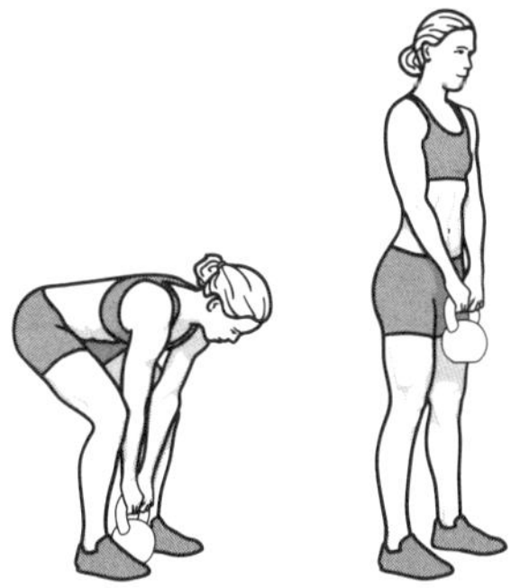

1 Kreuzheben mit Kettlebell

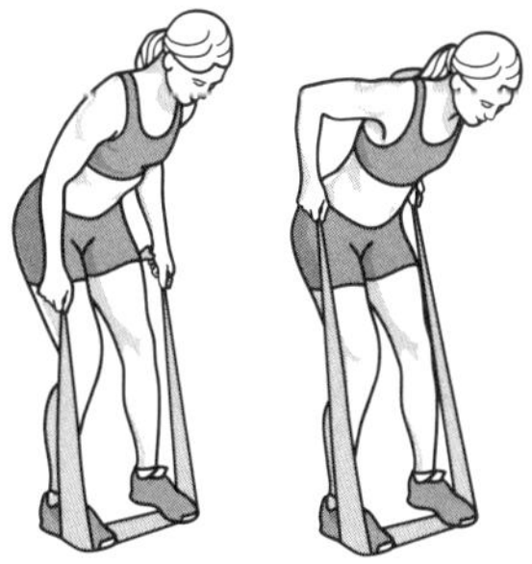

2 Vorgebeugtes Rudern mit Gymnastikband

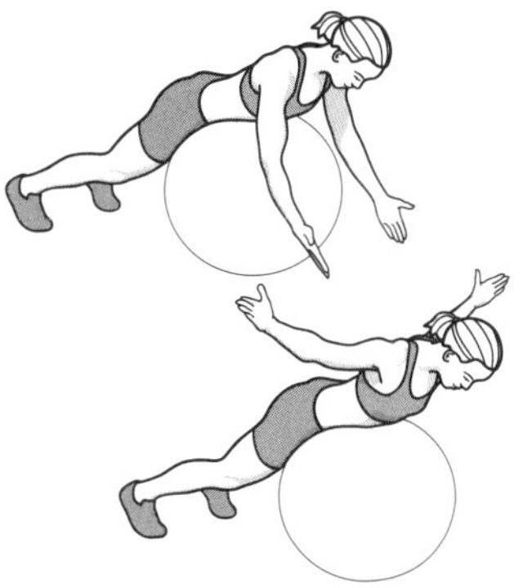

3 Seitliches Armheben auf Gymnastikball

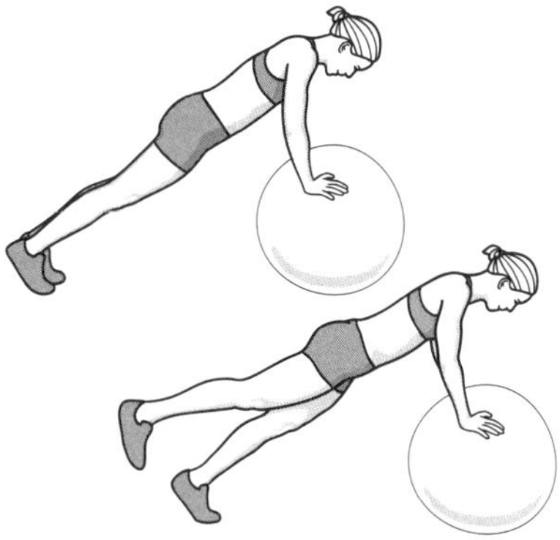

4 Stütz mit abwechselndem Beinheben auf Gymnastikball

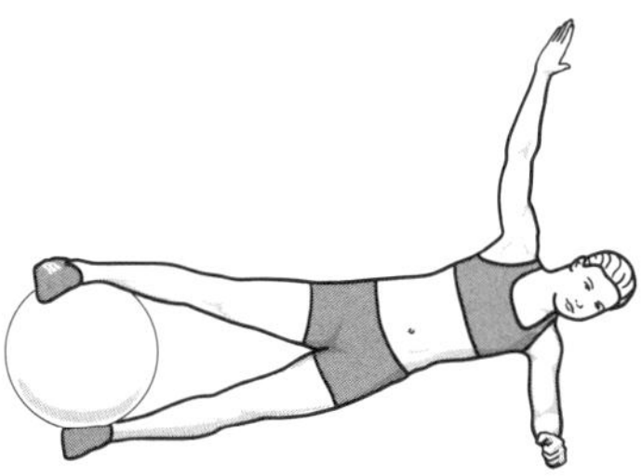

5 Seitstütz mit Gymnastikball

38 Rücken Spezial 3

Benötigte Hilfsmittel: Gymnastikball, Miniband, Gymnastikband 1 **2** 3

	Übungen	Belastungszeit in Sek.	Belastungspause in Sek.	Sätze	Intensität	Seite
1	Unterarmstütz auf Gymnastikball	30	10	2	2	129
2	Latdrücken in Rückenlage	30	10	2	2	126
3	Oberkörperaufrichten auf Gymnastikball	30	10	2	2	134
4	Schulteraußenrotation mit Miniband	30	10	2	1	124
5	Antirotation mit Gymnastikband	30 pro Seite	10	2	1	134

Jede Übung 30 Sekunden
10 Sekunden Pause zwischen jeder Übung
2 Sätze pro Übung

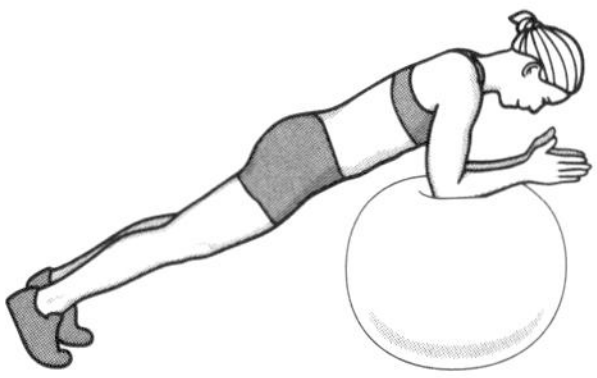

1 Unterarmstütz auf Gymnastikball

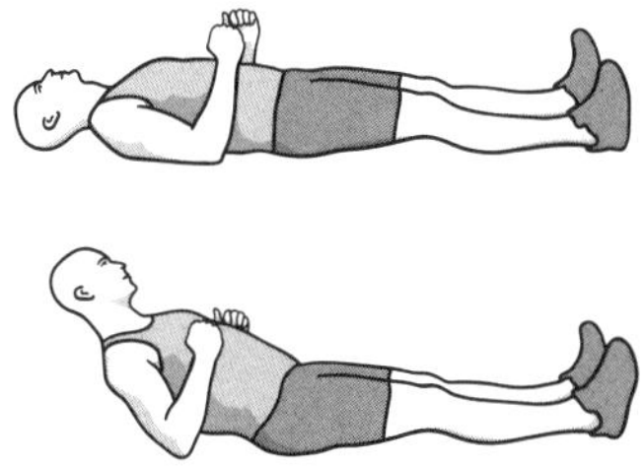

2 Latdrücken in Rückenlage

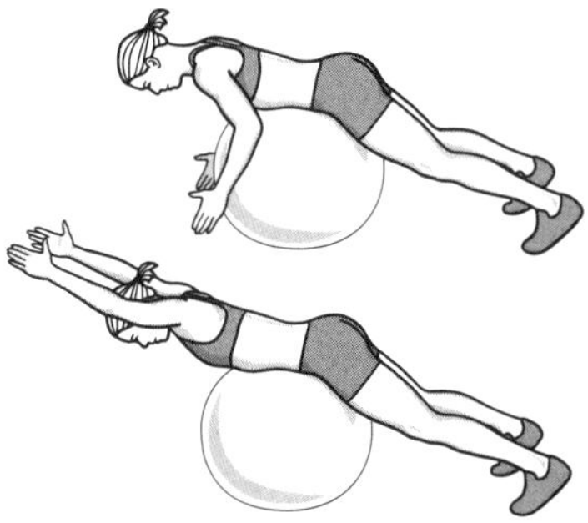

3 Oberkörperaufrichten auf Gymnastikball

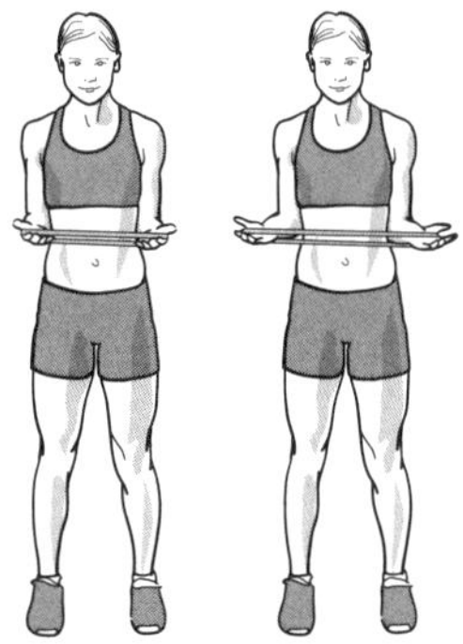

4 Schulteraußenrotation mit Miniband

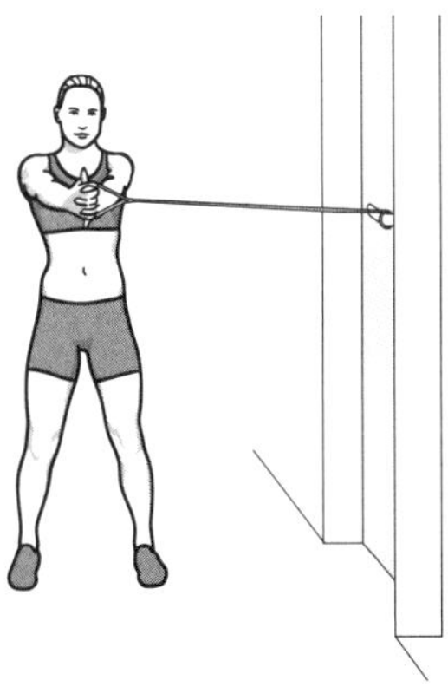

5 Antirotation mit Gymnastikband

39 Bauch intensiv 1

Benötigte Hilfsmittel: keine

1 **2** 3

	Übungen	Belastungszeit in Sek.	Belastungspause in Sek.	Sätze	Intensität	Seite
1	Unterarmstütz	30	10	2	2	128
2	Seitstütz mit abgelegten Knien	30 pro Seite	10	2	1	130
3	Crunch	30	10	2	1	131
4	Paddeln in Bauchlage	30	10	2	1	134
5	Käfer	30	10	2	2	131

Jede Übung 30 Sekunden
10 Sekunden Pause zwischen jeder Übung
2 Sätze pro Übung

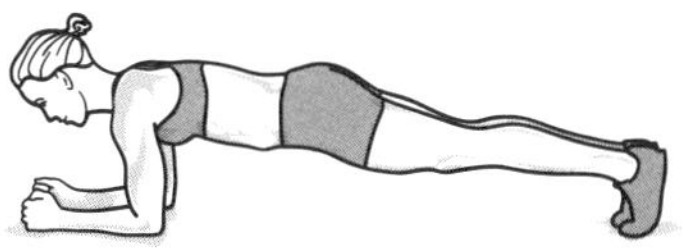

1 Unterarmstütz

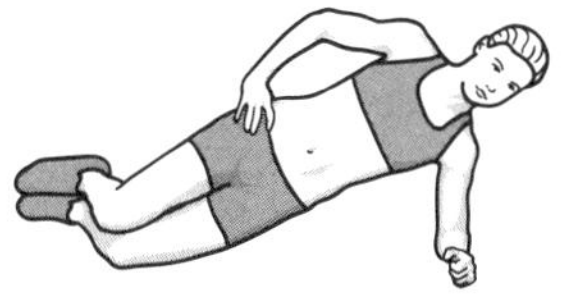

2 Seitstütz mit abgelegten Knien

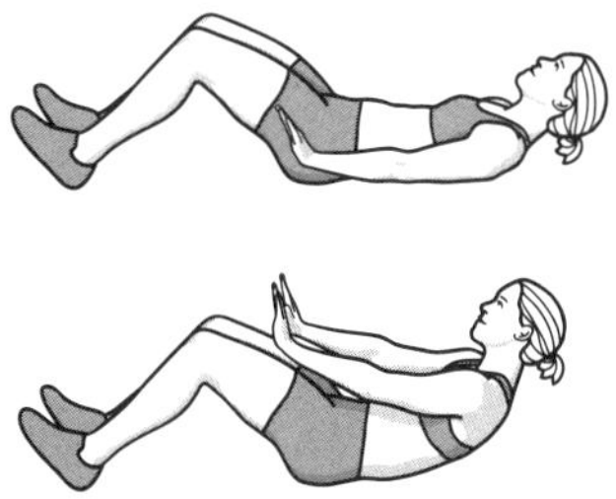

3 Crunch

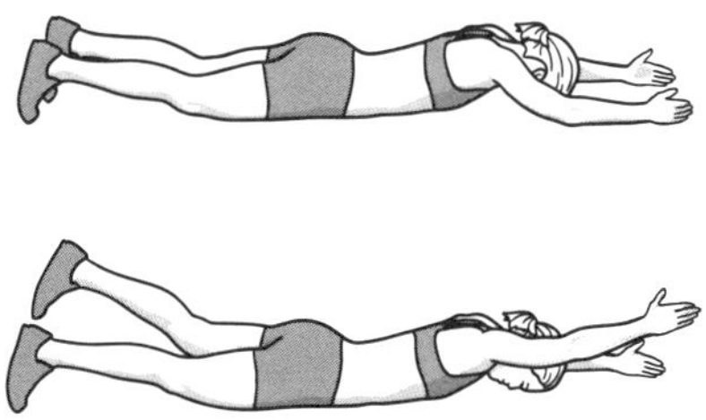

4 Paddeln in Bauchlage

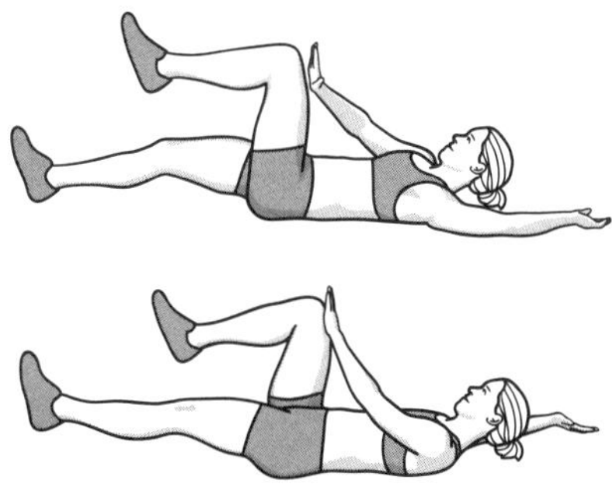

5 Käfer

40 Bauch intensiv 2

Benötigtes Hilfsmittel: Gymnastikball

1 **2** 3

	Übungen	Belastungszeit in Sek.	Belastungspause in Sek.	Sätze	Intensität	Seite
1	Crunch mit Gymnastikball	30	10	2	2	129
2	Seitstütz mit Gymnastikball	30 pro Seite	10	2	2	130
3	Oberkörperaufrichten auf Gymnastikball	30	10	2	2	134
4	Rumpfrotation auf Gymnastikball	30	10	2	1	133
5	Stütz mit abwechselndem Beinheben auf Gymnastikball	30	10	2	1	129

Jede Übung 30 Sekunden
10 Sekunden Pause zwischen jeder Übung
2 Sätze pro Übung

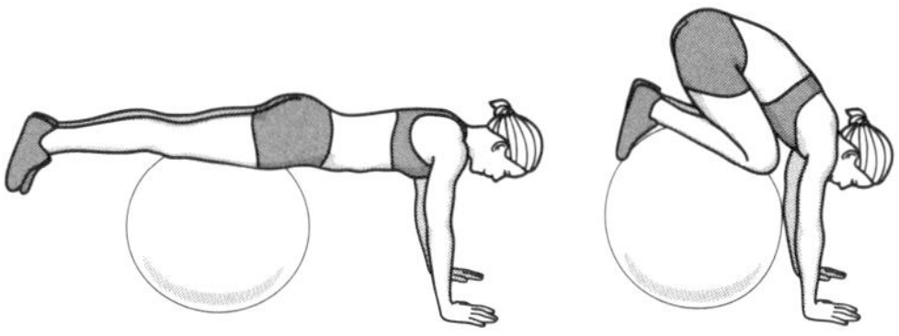

1 Crunch mit Gymnastikball

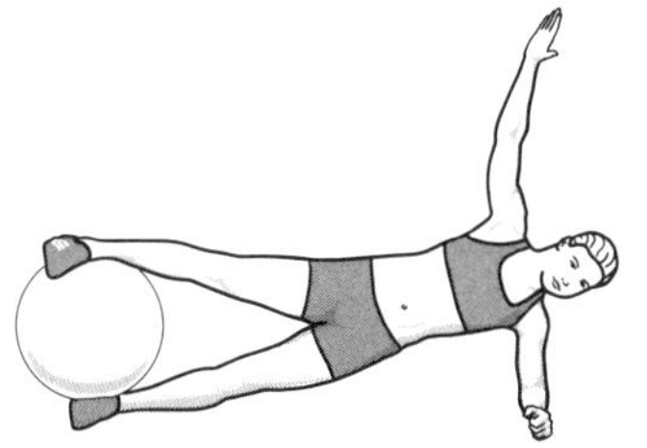

2 Seitstütz mit Gymnastikball

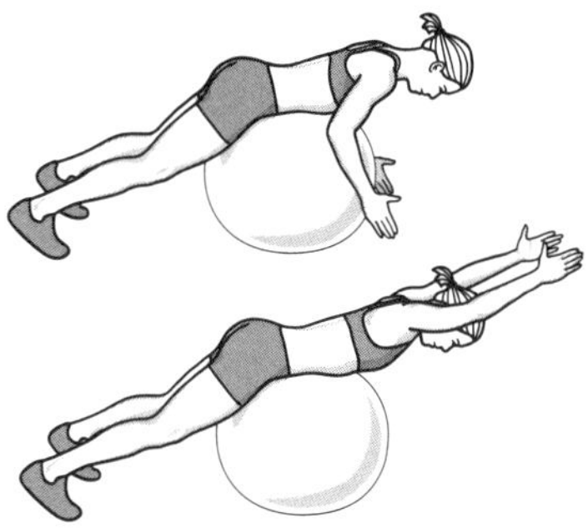

3 Oberkörperaufrichten auf Gymnastikball

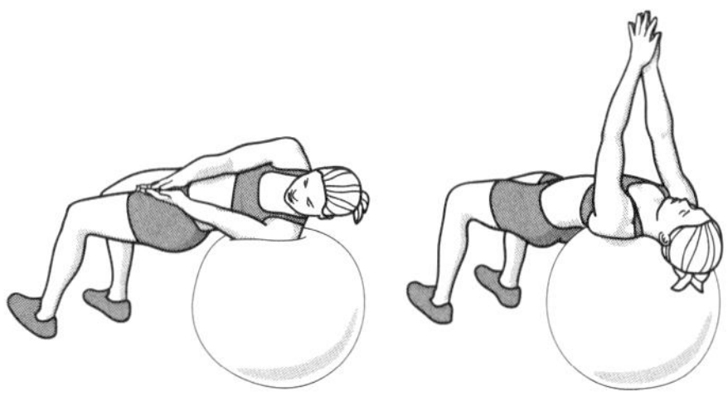

4 Rumpfrotation auf Gymnastikball

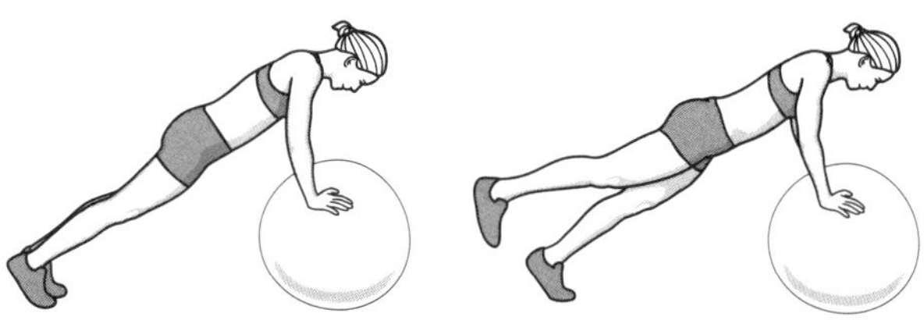

5 Stütz mit abwechselndem Beinheben auf Gymnastikball

41 Bauch intensiv 3

Benötigtes Hilfsmittel: keine

1 **2** 3

	Übungen	Belastungszeit in Sek.	Belastungspause in Sek.	Sätze	Intensität	Seite
1	Crunch	30	10	2	1	131
2	Seitstütz	30 pro Seite	10	2	2	130
3	Klappmesser	30	10	2	2	132
4	Paddeln in Bauchlage	30	10	2	1	134
5	Liegende Rumpfrotation mit angewinkelten Beinen	30	10	2	1	133

Jede Übung 30 Sekunden
10 Sekunden Pause zwischen jeder Übung
2 Sätze pro Übung

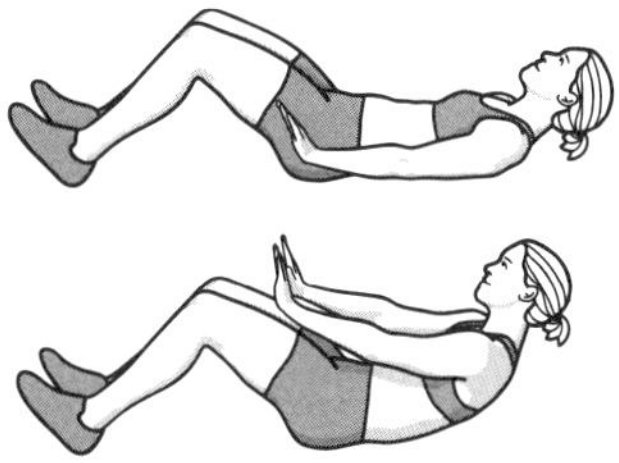

1 Crunch

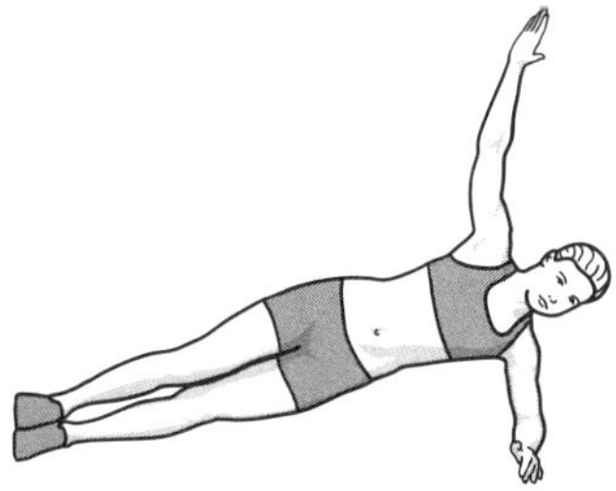

2 Seitstütz

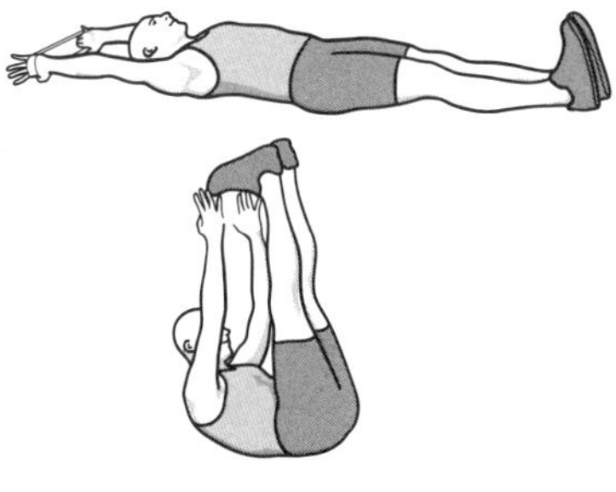

3 Klappmesser

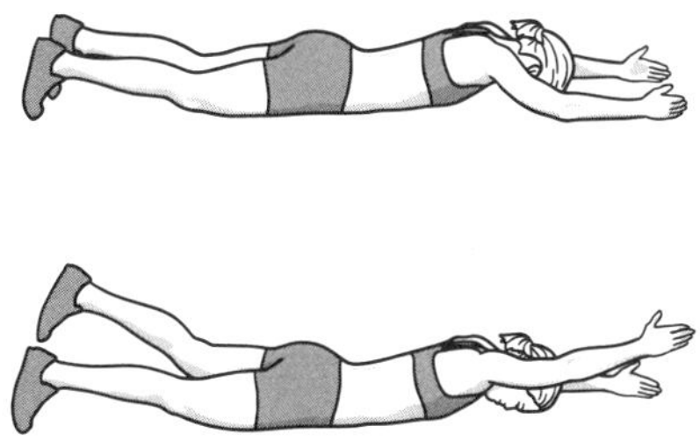

4 Paddeln in Bauchlage

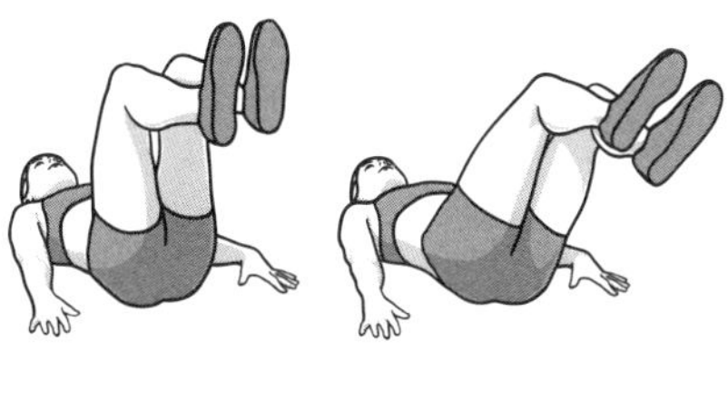

5 Liegende Rumpfrotation mit angewinkelten Beinen

42 Bauch Beine Po 1

Benötigte Hilfsmittel: Handtuch

1 **2** 3

	Übungen	Belastungszeit in Sek.	Belastungspause in Sek.	Sätze	Intensität	Seite
1	Kniebeuge	30	10	2	1	135
2	Crunch	30	10	2	1	131
3	Beckenheben	30	10	2	1	138
4	Diagonaler Crunch	30	10	2	2	132
5	Gleitender Ausfallschritt	30 pro Seite	10	2	2	137

Jede Übung 30 Sekunden
10 Sekunden Pause zwischen jeder Übung
2 Sätze pro Übung

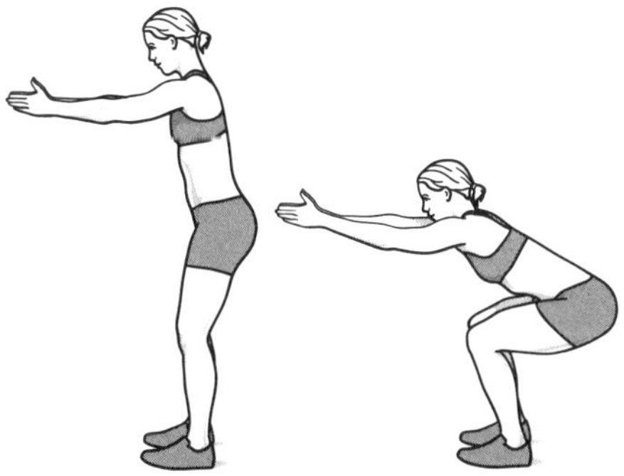

1 Kniebeuge

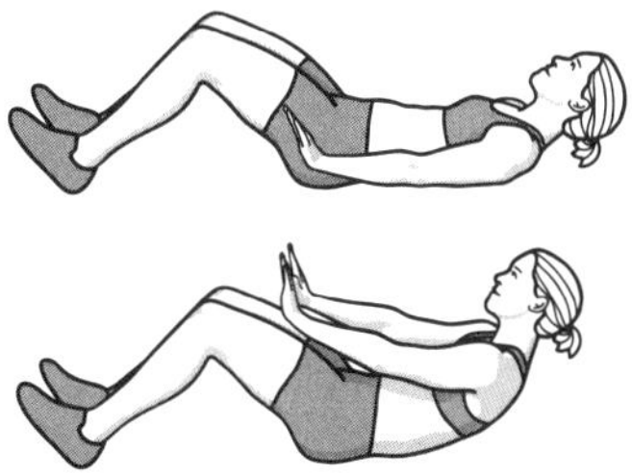

2 Crunch

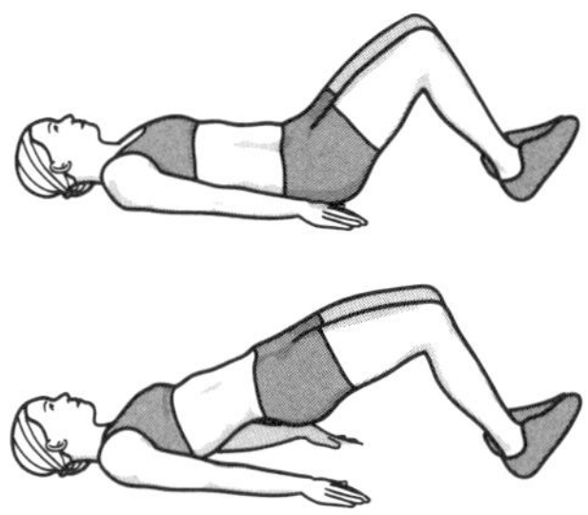

3 Beckenheben

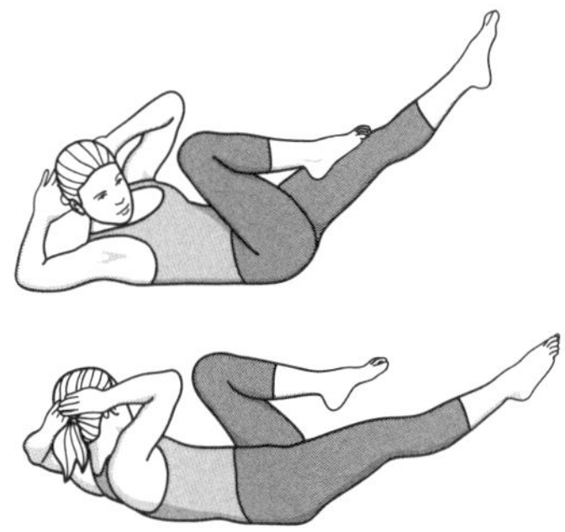

4 Diagonaler Crunch

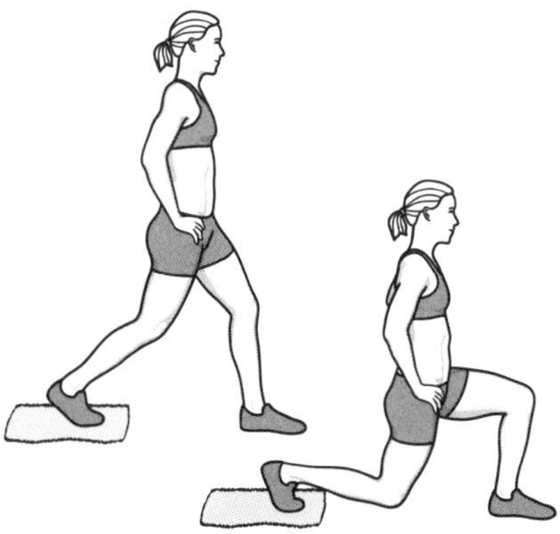

5 Gleitender Ausfallschritt

43 Bauch Beine Po 2

Benötigte Hilfsmittel: Kettlebell, Gymnastikball

1 2 **3**

	Übungen	Belastungszeit in Sek.	Belastungspause in Sek.	Sätze	Intensität	Seite
1	Kreuzheben mit Kettlebell	30	10	1	2	136
2	T-Stand mit Beinabduktion	30 pro Seite	10	1	3	131
3	Zweipunktstütz	30 pro Seite	10	1	2	128
4	Ausfallschritt mit Kettlebell	30 pro Seite	10	1	2	138
5	Einbeiniges Beinbeugen mit Gymnastikball	30 pro Seite	10	1	3	140
6	Gestrecktes Beinsenken	30	10	1	3	132
7	Liegende Rumpfrotation mit gestreckten Beinen	30	10	1	3	133

Jede Übung 30 Sekunden
10 Sekunden Pause zwischen jeder Übung
1 Satz pro Übung

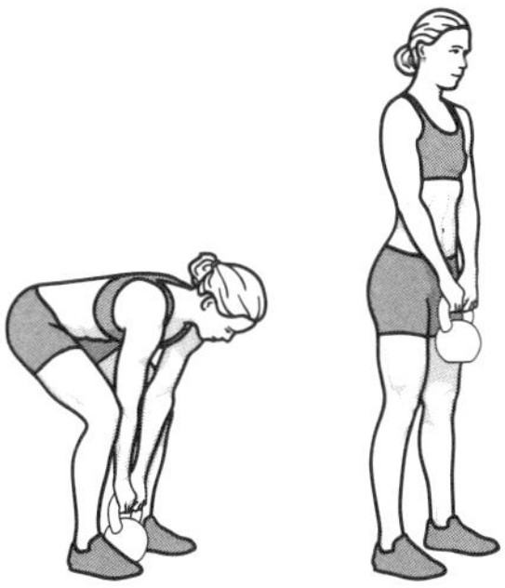

1 Kreuzheben mit Kettlebell

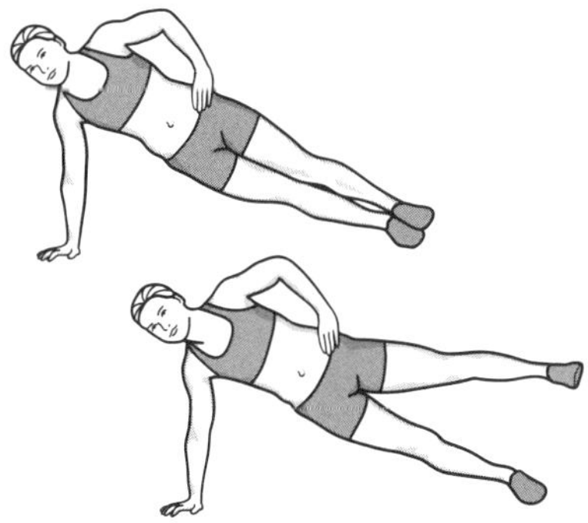

2 T-Stand mit Beinabduktion

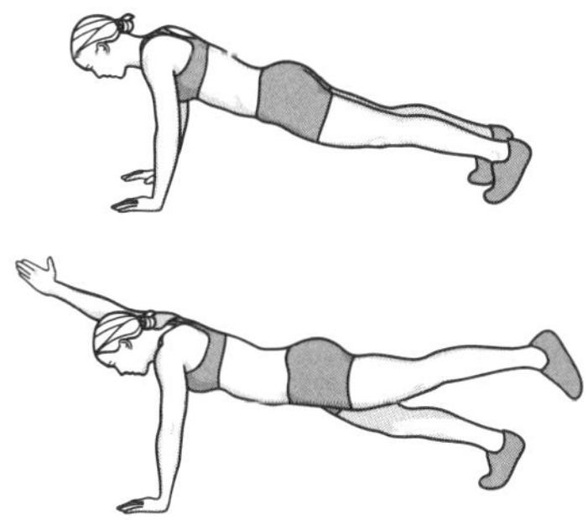

3 Zweipunktstütz

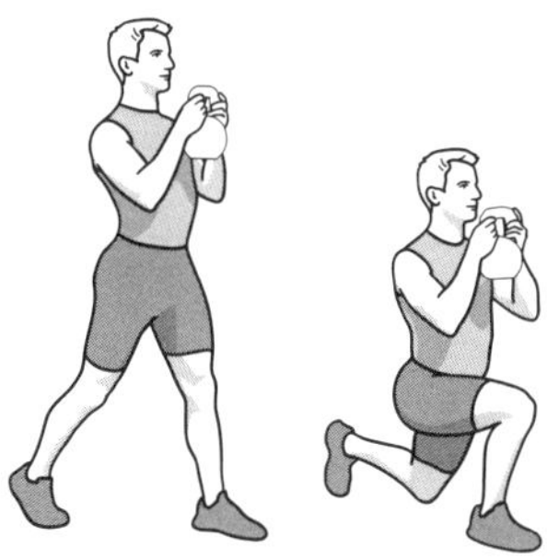

4 Ausfallschritt mit Kettlebell

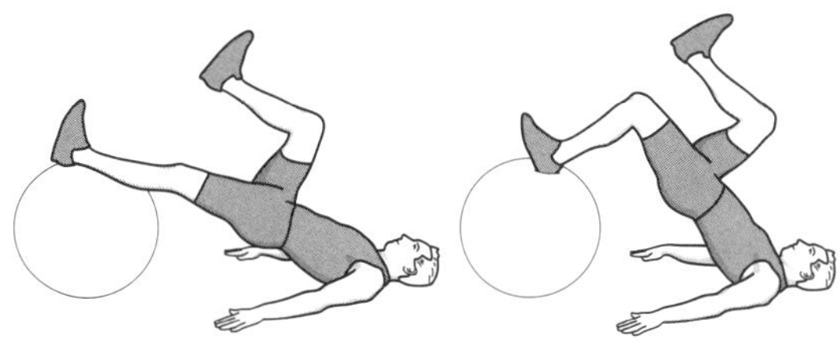

5 Einbeiniges Beinbeugen mit Gymnastikball

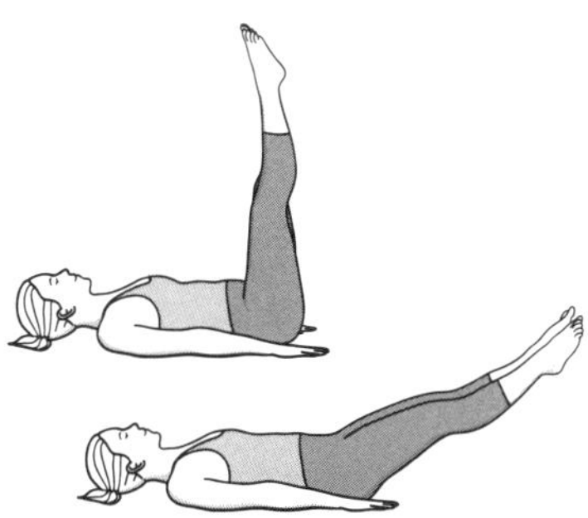

6 Gestrecktes Beinsenken

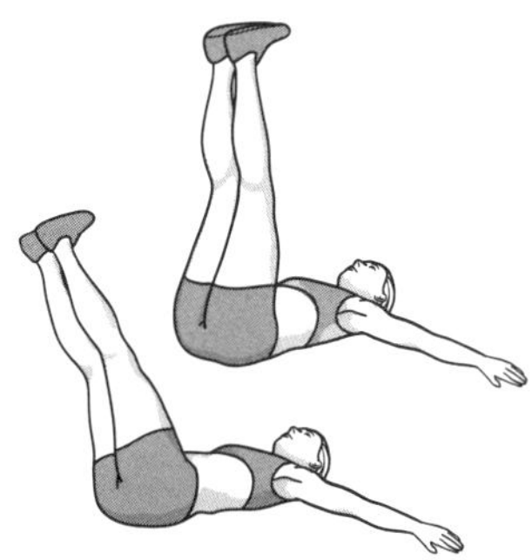

7 Liegende Rumpfrotation mit gestreckten Beinen

44 Bauch Beine Po 3

Benötigte Hilfsmittel: Kettlebell, Gymnastikball, Miniband

1 2 **3**

	Übungen	Belastungszeit in Sek.	Belastungspause in Sek.	Sätze	Intensität	Seite
1	Kniebeuge mit Kettlebell	30	10	1	2	134
2	Crunch mit Gymnastikball	30	10	1	2	129
3	Ausfallschrittsprung	30	10	1	3	120
4	Seitstütz mit Gymnastikball	30 pro Seite	10	1	2	130
5	Einbeiniges Beinbeugen mit Gymnastikball	30 pro Seite	10	1	3	140
6	Käfer	30	10	1	2	131
7	Hüftrotation im Liegen mit Miniband	30 pro Seite	10	1	1	140
8	Kniebeugensprung	30	10	1	2	120

Jede Übung 30 Sekunden
10 Sekunden Pause zwischen jeder Übung
1 Satz pro Übung

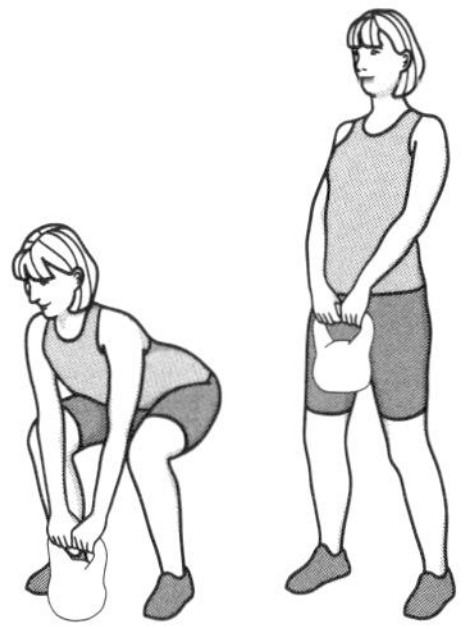

1 Kniebeuge mit Kettlebell

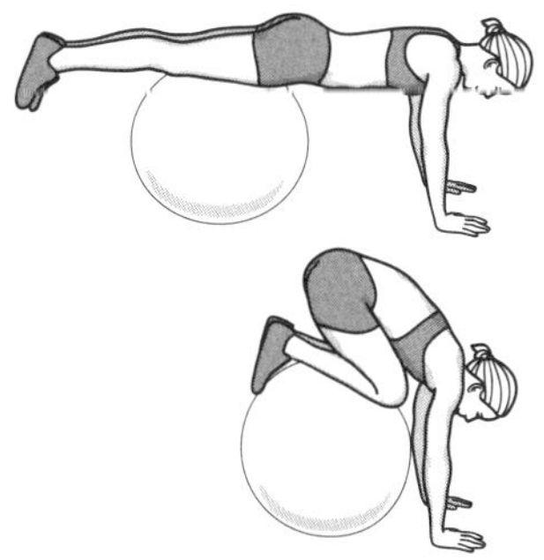

2 Crunch mit Gymnastikball

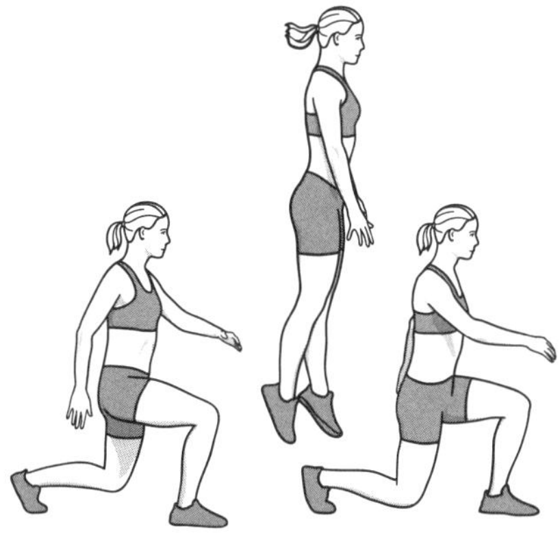

3 Ausfallschrittsprung

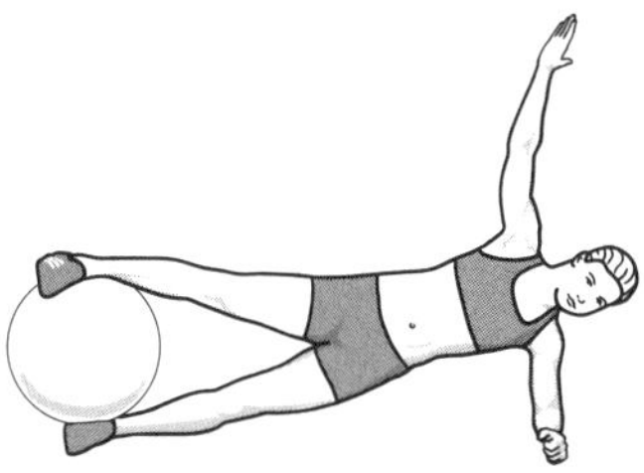

4 Seitstütz mit Gymnastikball

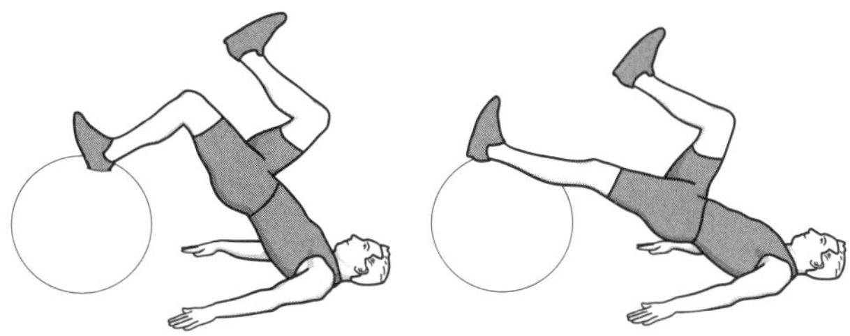

5 Einbeiniges Beinbeugen mit Gymnastikball

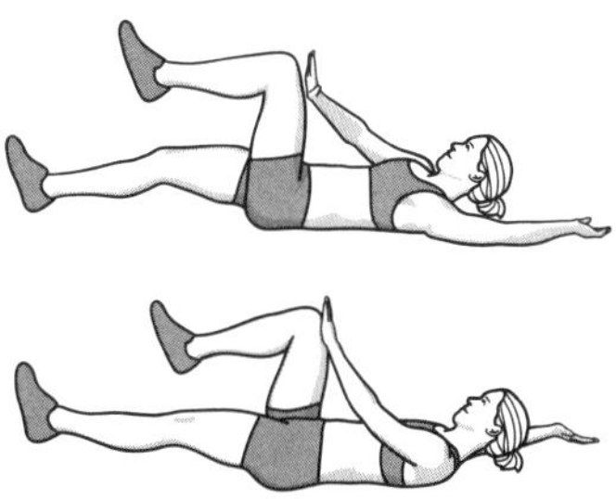

6 Käfer

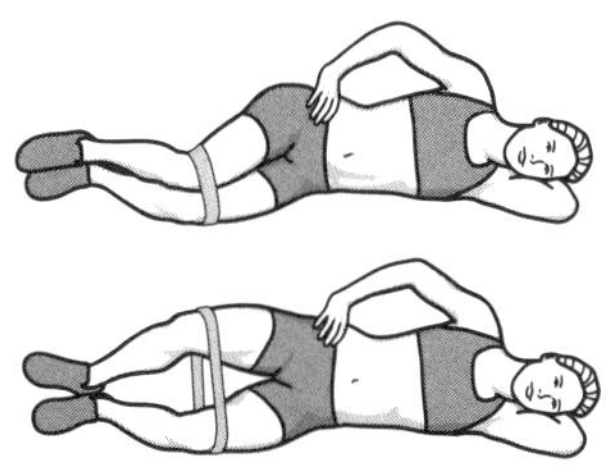

7 Hüftrotation im Liegen mit Miniband

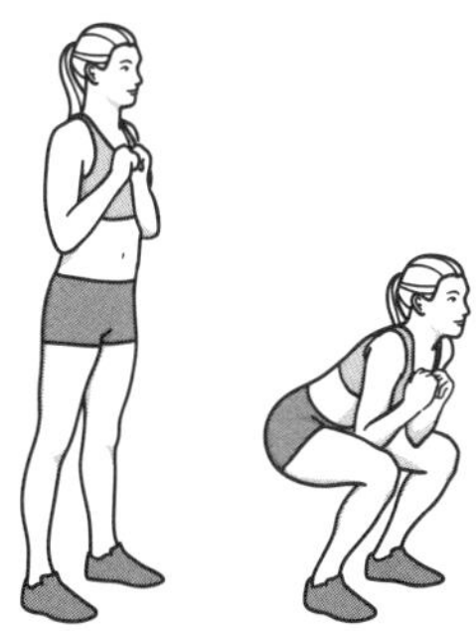

8 Kniebeugensprung

45 Straffe Arme

Benötigte Hilfsmittel: Miniband, Gymnastikband, 2 Kurzhanteln, Stuhl oder stabile Kiste

1 2 3

	Übungen	Belastungszeit in Sek.	Belastungspause in Sek.	Sätze	Intensität	Seite
1	Boxen mit Miniband	30	10	2	1	122
2	Vorgebeugtes Rudern mit Gymnastikband	30	10	2	1	125
3	Dip	30	10	2	1	123
4	Schulteraußenrotation mit Miniband	30	10	2	1	124
5	Schulterdrücken mit Kurzhanteln	30	10	2	1	125
6	Liegestütz mit abgelegten Knien	30	10	2	1	122

Jede Übung 30 Sekunden
10 Sekunden Pause zwischen jeder Übung
2 Sätze pro Übung

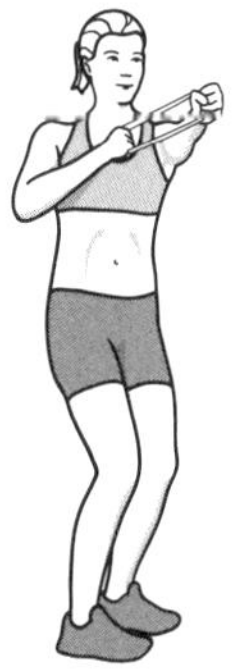

1 Boxen mit Miniband

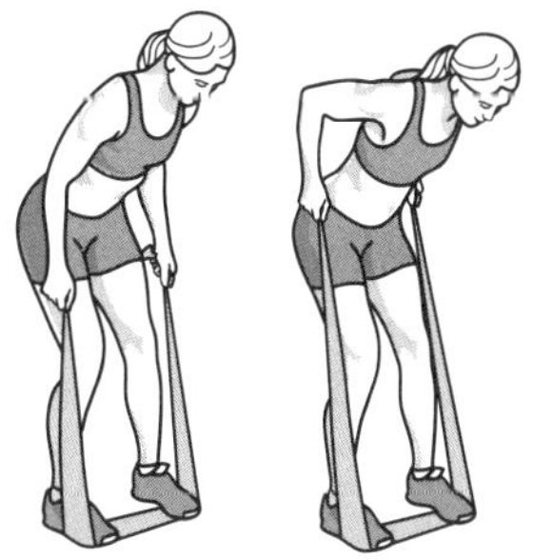

2 Vorgebeugtes Rudern mit Gymnastikband

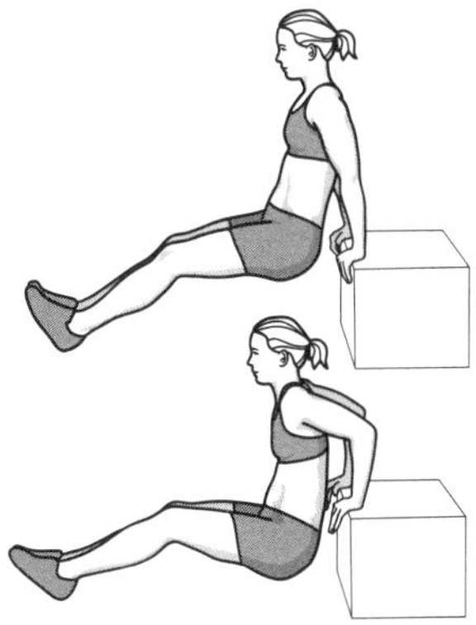

3 Dip

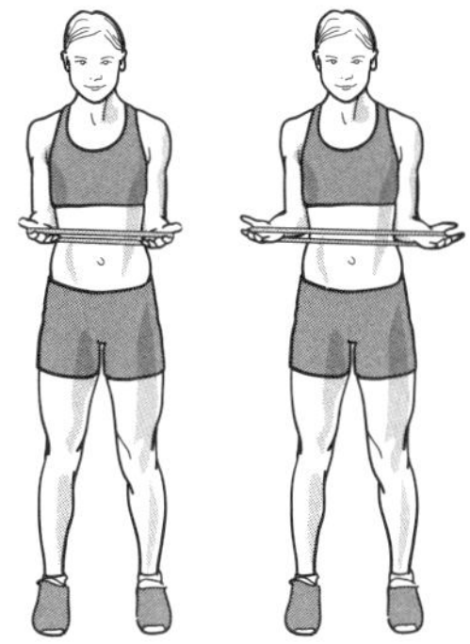

4 Schulteraußenrotation mit Miniband

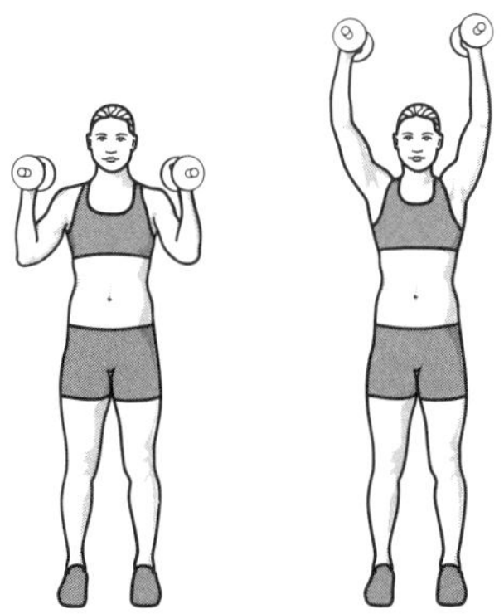

5 Schulterdrücken mit Kurzhanteln

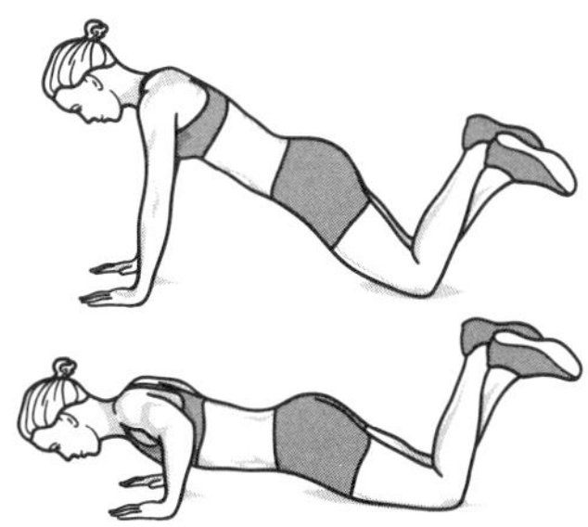

6 Liegestütz mit abgelegten Knien

46 Schulter Spezial

Benötigte Hilfsmittel: Miniband, Kettlebell, 1 Kurzhantel, Gymnastikball, Tisch

1 **2** 3

	Übungen	Belastungszeit in Sek.	Belastungspause in Sek.	Sätze	Intensität	Seite
1	Armschere in der Kniebeugenposition	30	15	1	1	124
2	Schulteraußenrotation mit Miniband	30	15	1	1	124
3	Einarmiges Schulter-drücken mit Kettlebell	30 pro Seite	15	1	2	125
4	Einarmiges Rudern in der Standwaage mit Kurzhantel	30 pro Seite	15	1	2	126
5	Boxen mit Miniband	30	15	1	1	122
6	Seitliches Armheben auf Gymnastikball	30	15	1	1	124
7	Latdrücken in Rückenlage	30	15	1	2	126
8	Paddeln in Bauchlage	30	15	1	1	134

Jede Übung 30 Sekunden
15 Sekunden Pause zwischen jeder Übung
1 Satz pro Übung

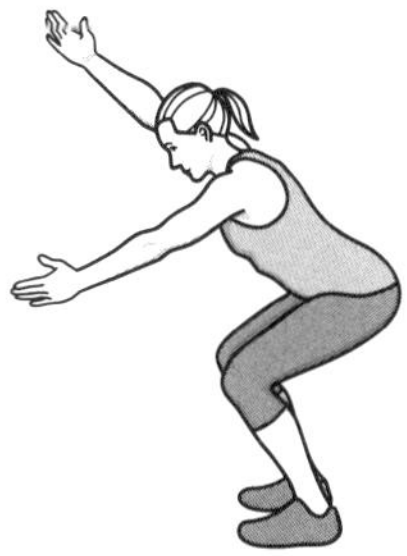

1 Armschere in der Kniebeugenposition

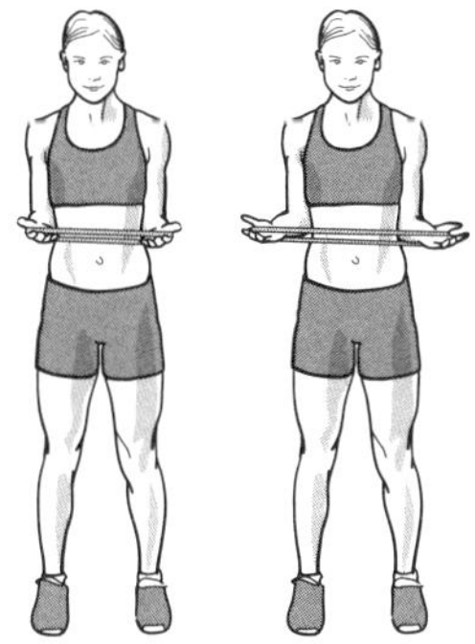

2 Schulteraußenrotation mit Miniband

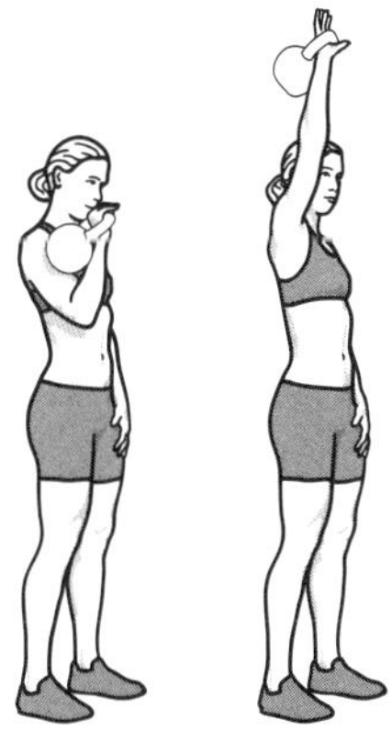

3 Einarmiges Schulterdrücken mit Kettlebell

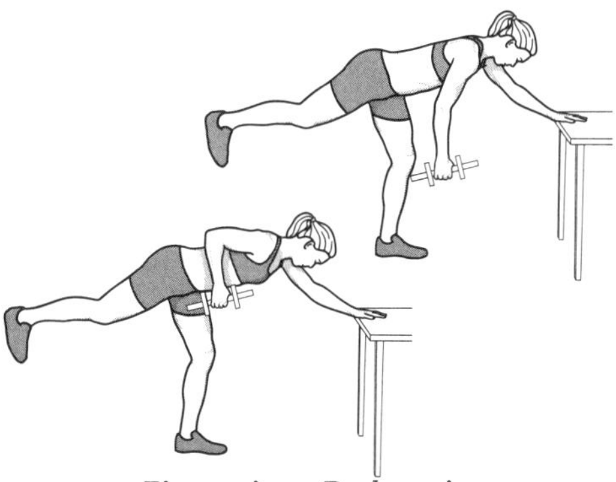

4 Einarmiges Rudern in der Standwaage mit Kurzhantel

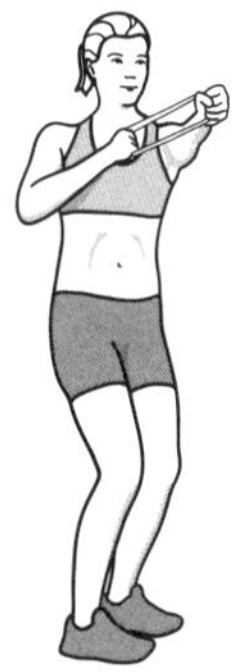

5 Boxen mit Miniband

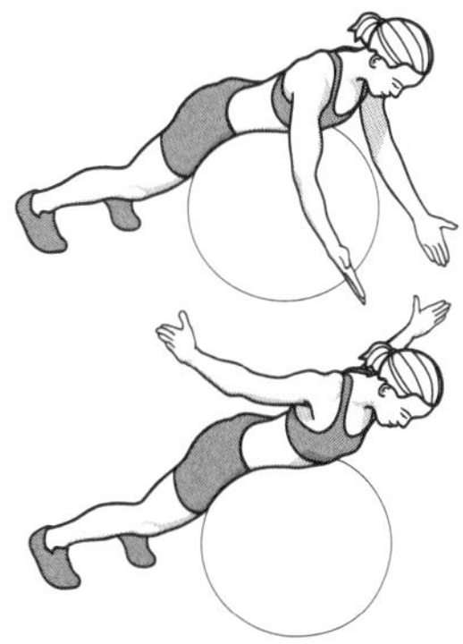

6 Seitliches Armheben auf Gymnastikball

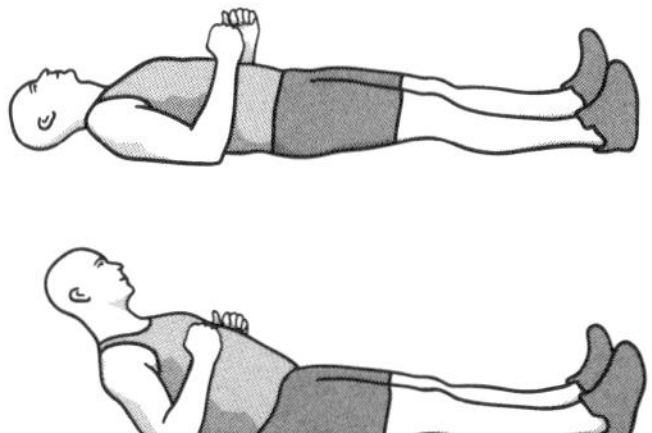

7 Latdrücken in Rückenlage

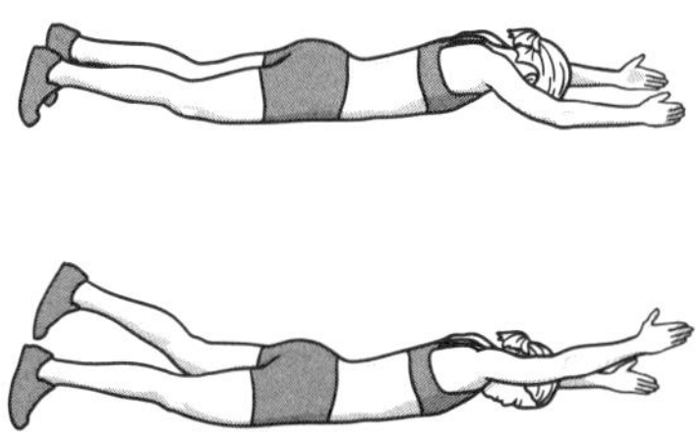

8 Paddeln in Bauchlage

47 Po Spezial

Benötigte Hilfsmittel: Miniband, Kettlebell

1 **2** 3

	Übungen	Belastungszeit in Sek.	Belastungspause in Sek.	Sätze	Intensität	Seite
1	Trippeln mit Miniband	30	15	1	1	121
2	Kniebeuge	30	15	1	1	135
3	Hüftrotation im Liegen mit Miniband	30 pro Seite	15	1	1	140
4	Ausfallschritt mit Kettlebell	30 pro Seite	15	1	2	138
5	Scherensprung mit Miniband	30	15	1	1	122
6	Kreuzheben mit Kettlebell	30	15	1	2	136
7	Seitlicher Ausfallschritt	30 pro Seite	15	1	1	137

Jede Übung 30 Sekunden
15 Sekunden Pause zwischen jeder Übung
1 Satz pro Übung

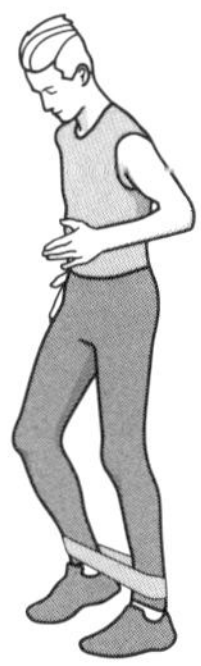

1 Trippeln mit Miniband

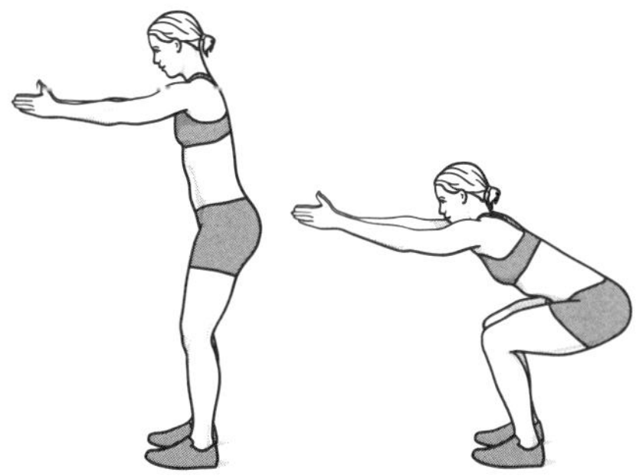

2 Kniebeuge

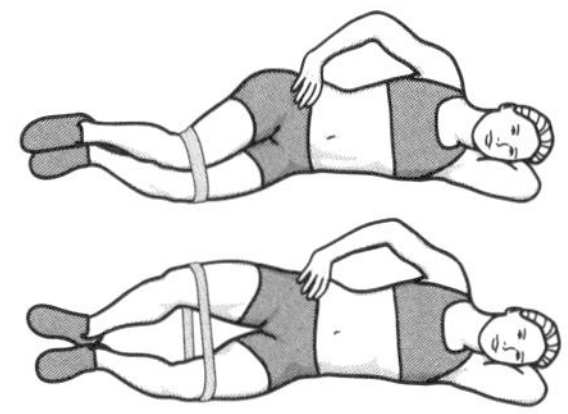

3 Hüftrotation im Liegen mit Miniband

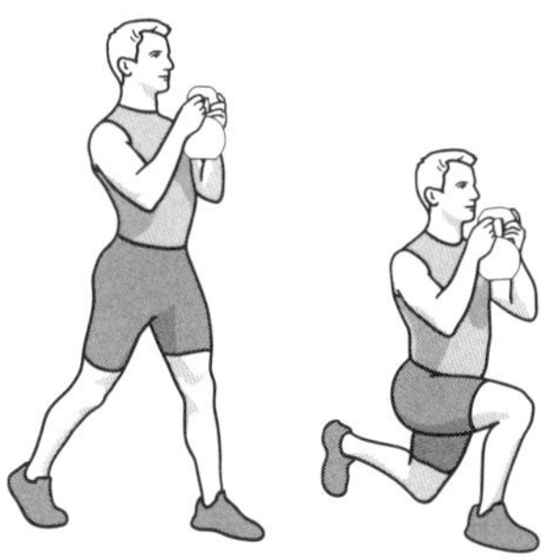

4 Ausfallschritt mit Kettlebell

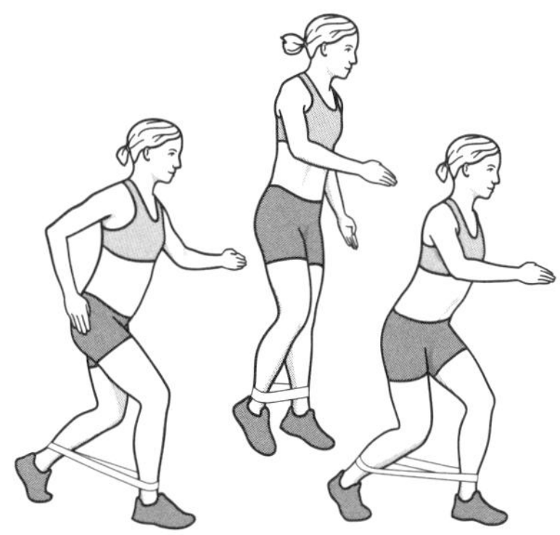

5 Scherensprung mit Miniband

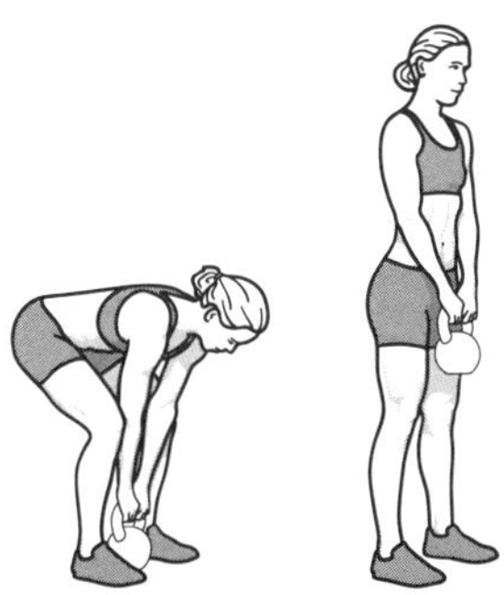

6 Kreuzheben mit Kettlebell

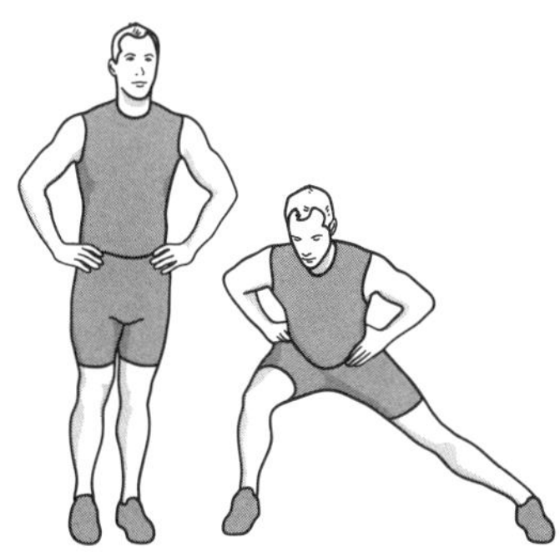

7 Seitlicher Ausfallschritt

48 Cardiopower 1

Benötigte Hilfsmittel: keine

1 2 3

	Übungen	Belastungszeit in Sek.	Belastungspause in Sek.	Sätze	Intensität	Seite
1	Hampelmann	40	10	2	1	118
2	Bergsteiger im Stütz	40	10	2	1	128
3	Hohe Wechselsprünge auf der Stelle	40	10	2	1	119
4	Käfer	40	10	2	2	131
5	Seilspringen	40	10	2	1	118

Jede Übung 40 Sekunden
10 Sekunden Pause zwischen jeder Übung
2 Sätze pro Übung

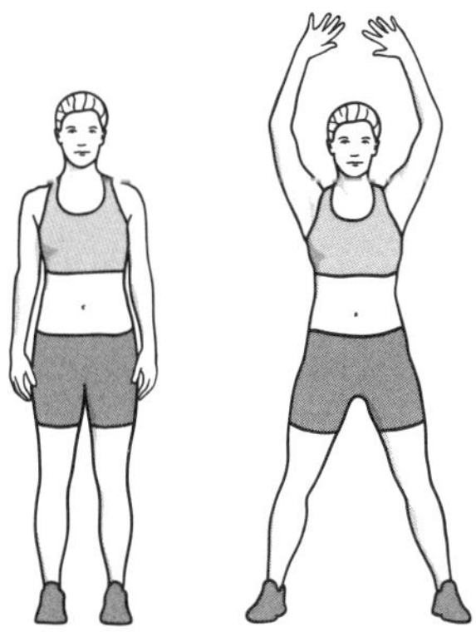

1 Hampelmann

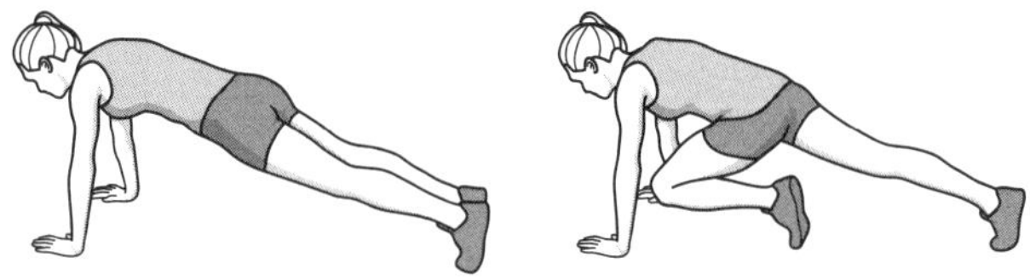

2 Bergsteiger im Stütz

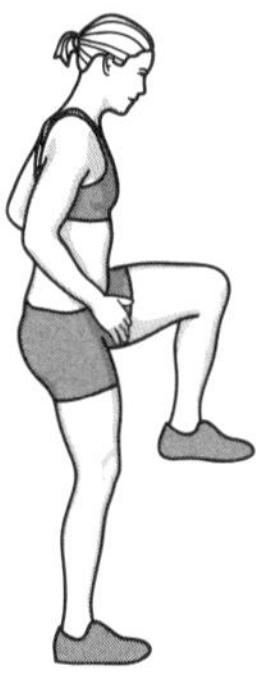

3 Hohe Wechselsprünge auf der Stelle

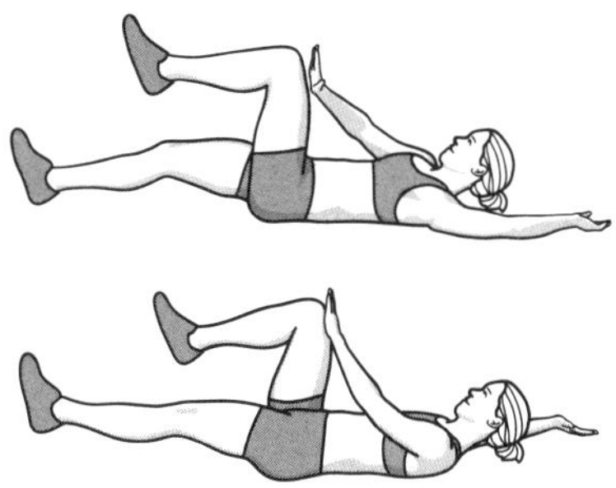

4 Käfer

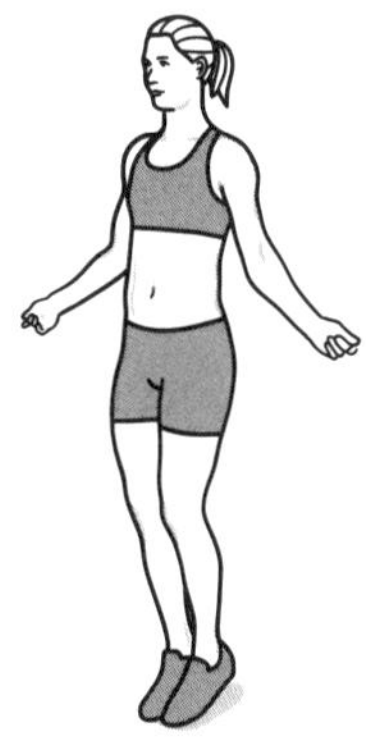

5 Seilspringen

49 Cardiopower 2

Benötigtes Hilfsmittel: Kettlebell

1 **2** 3

	Übungen	Belastungszeit in Sek.	Belastungspause in Sek.	Sätze	Intensität	Seite
1	Kettlebell-Swing	40	10	2	2	136
2	Hohe Wechselsprünge mit Überkreuzen	40	10	2	1	119
3	Armschere in der Kniebeugenposition	40	10	2	1	124
4	Ausfallschritt mit Kettlebell	40 pro Seite	10	2	2	138

**Jede Übung 40 Sekunden
10 Sekunden Pause zwischen jeder Übung
2 Sätze pro Übung**

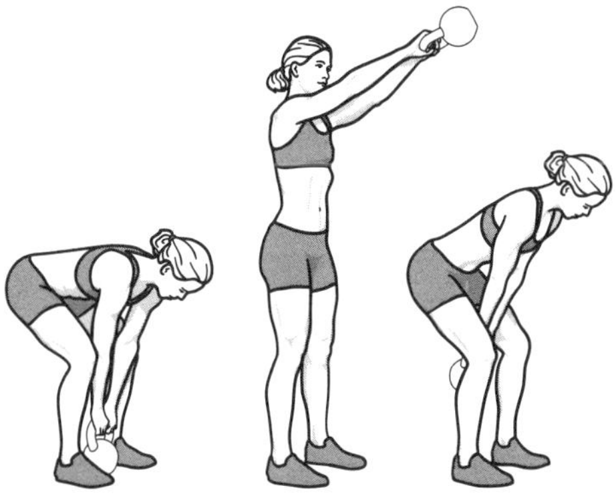

1 Kettlebell-Swing

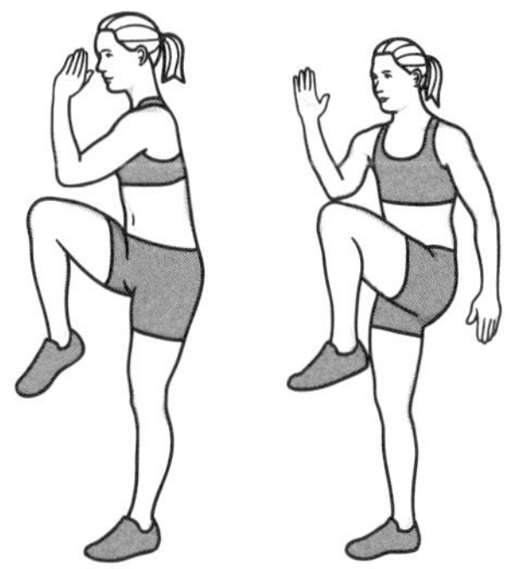

2 Hohe Wechselsprünge mit Überkreuzen

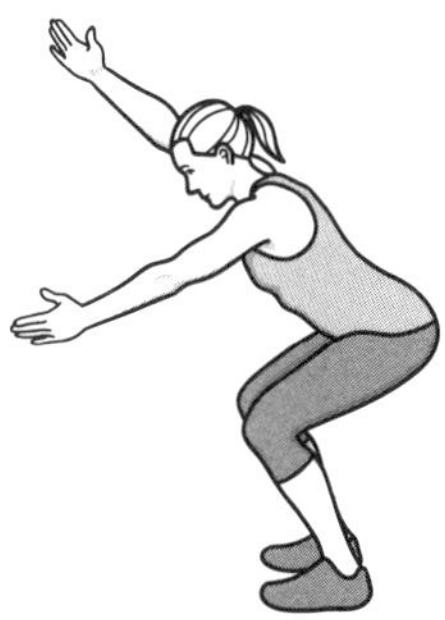

3 Armschere in der Kniebeugenposition

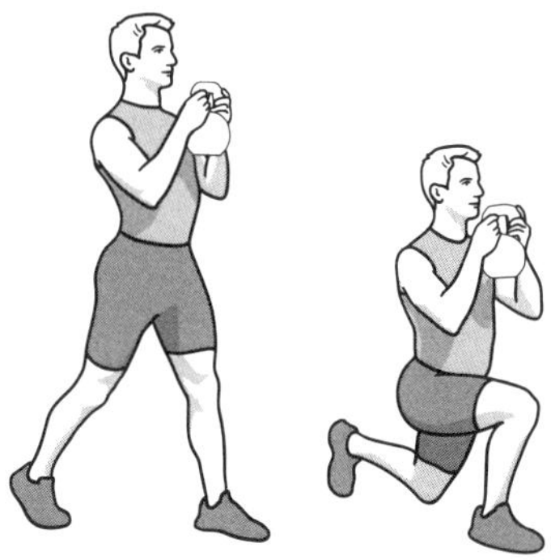

4 Ausfallschritt mit Kettlebell

50 Cardiopower 3

Benötigte Hilfsmittel: keine

1 2 **3**

	Übungen	Belastungszeit in Sek.	Belastungspause in Sek.	Sätze	Intensität	Seite
1	Hohe Wechselsprünge auf der Stelle	40	10	2	1	119
2	Liegestütz	40	10	2	2	123
3	Ausfallschrittsprung	40	10	2	3	120
4	Paddeln in Bauchlage	40	10	2	1	134
5	Sprinten auf der Stelle	40	10	2	1	118

Jede Übung 40 Sekunden
10 Sekunden Pause zwischen jeder Übung
2 Sätze pro Übung

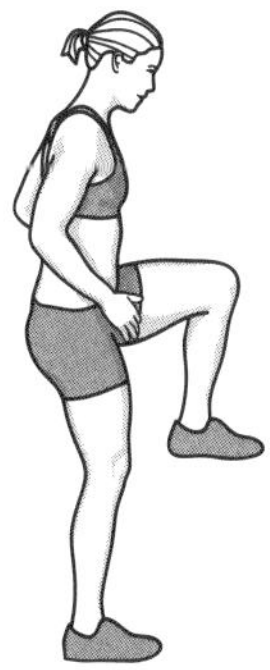

1 Hohe Wechselsprünge auf der Stelle

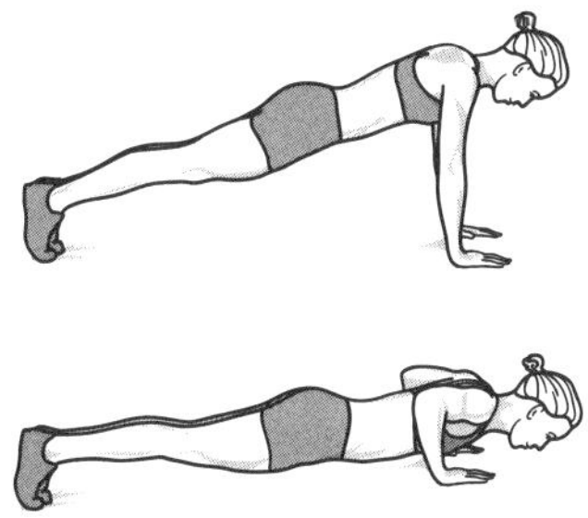

2 Liegestütz

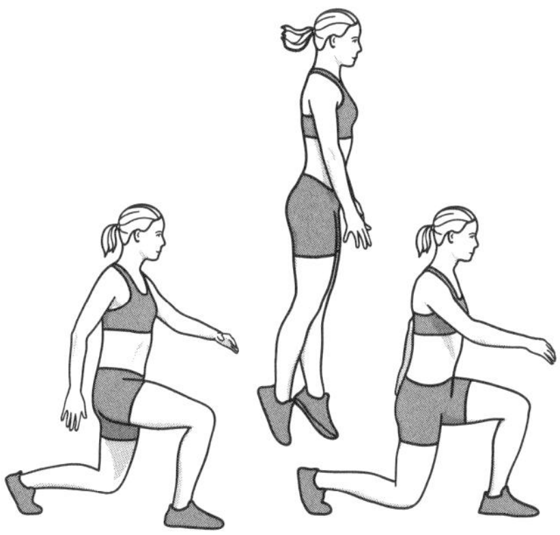

3 Ausfallschrittsprung

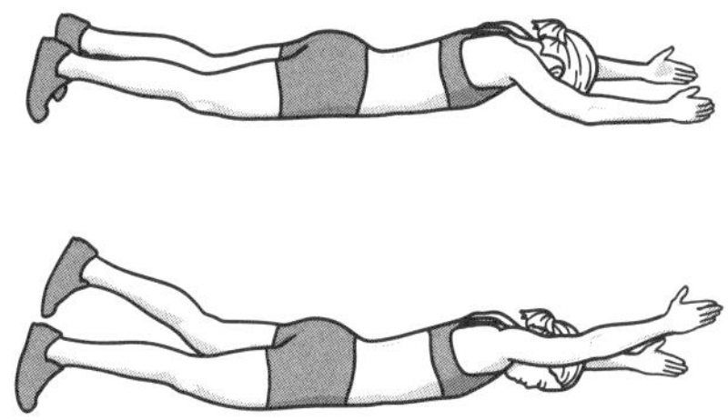

4 Paddeln in Bauchlage

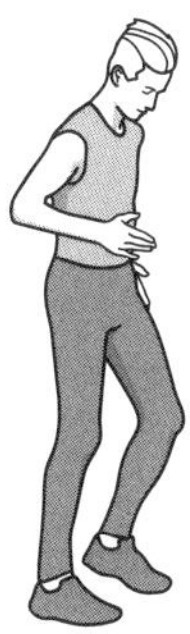

5 Sprinten auf der Stelle

Die Übungen

3

Ausdauerübungen

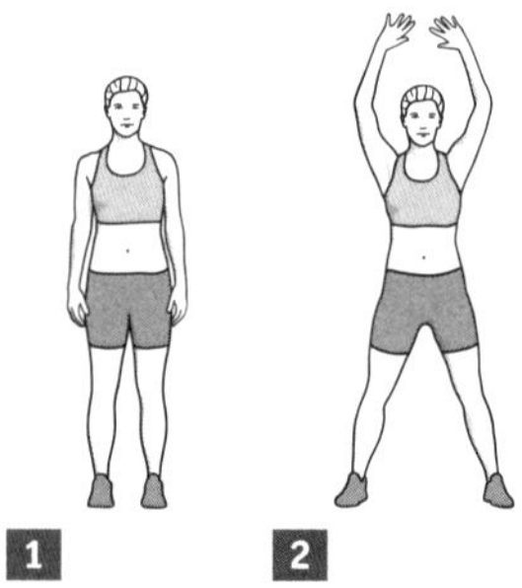

Hampelmann

1. Einen aufrechten, hüftbreiten Stand einnehmen. Die Arme sind angelegt.
2. Mit einem Sprung in einen mehr als schulterbreiten Stand werden die Hände über dem Kopf zusammengeführt. Danach wieder zurück in die Ausgangsposition springen.

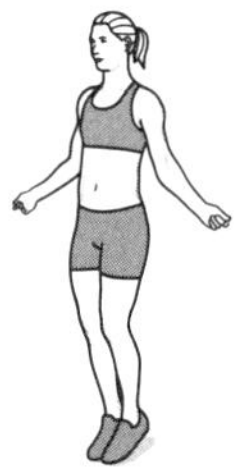

Seilspringen

Einen aufrechten, hüftbreiten Stand einnehmen. Die zu Fäusten geballten Hände etwas zur Seite vom Körper weghalten. Die Bewegung des Seilspringens nachahmen. Kleine Sprünge ausführen. Das sanfte Federn erfolgt über die Fußspitzen. Mit den Armen synchron zum Springen Schwung nehmen.

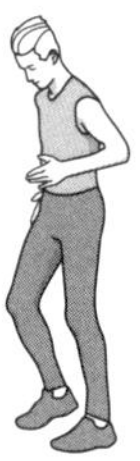

Sprinten auf der Stelle

Auf der Stelle sprinten. Dabei eine aufrechte Körperhaltung beibehalten. Die Arme gegengleich mitnehmen.

Anfersen

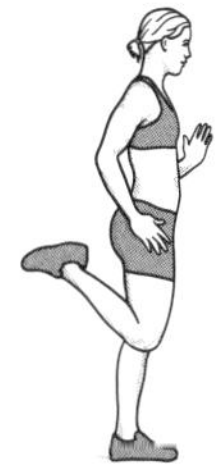

Mit einer aufrechten Körperhaltung auf der Stelle laufen und dabei bei jedem Schritt die Ferse zum Po führen. Die Arme gegengleich mitnehmen.

Hohe Wechselsprünge auf der Stelle

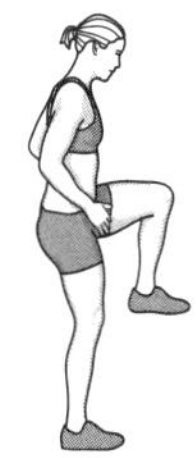

Einen hüftbreiten Stand einnehmen. Die Arme neben dem Körper anwinkeln. Ein Knie so hoch wie möglich anheben. Den Arm auf der gleichen Seite zurückführen. Den gegenüberliegenden Arm nach vorn führen und mit dem Standbein explosiv vom Boden abdrücken.Im Wechsel das rechte und linke Knie explosiv nach oben führen und die Arme gegengleich mitnehmen. Der Oberkörper bleibt dabei aufrecht.

Hohe Wechselsprünge mit Überkreuzen

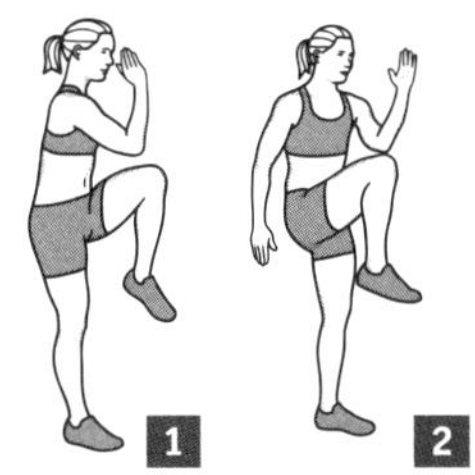

1. Einen hüftbreiten Stand einnehmen. Die Arme neben dem Körper anwinkeln. Ein Knie so hoch wie möglich anheben. Den Arm auf der gleichen Seite zurückführen. Den gegenüberliegenden Arm nach vorn führen. Ellbogen und Knie vor dem Rumpf zusammenführen. Mit dem Standbein explosiv vom Boden abdrücken.
2. Im Wechsel das rechte und linke Knie explosiv nach oben führen. Dabei den Ellbogen mit dem gegenüberliegenden Knie zusammenführen. Zwischen dem Seitenwechsel erfolgt jeweils ein kleiner Zwischensprung. Der Oberkörper bleibt dabei aufrecht.

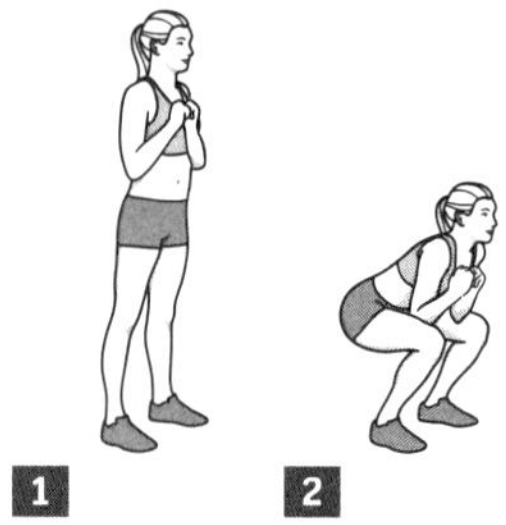

Kniebeugensprung

1. Einen aufrechten, hüftbreiten Stand einnehmen. Die Arme locker vor der Brust halten. Die Fußspitzen zeigen nach vorn.
2. Mit einem Sprung in eine weite und möglichst tiefe Kniebeuge kommen. Das Gesäß dabei weit nach hinten schieben. Der Rücken bleibt gestreckt. Danach sofort wieder zurück in den Stand springen.

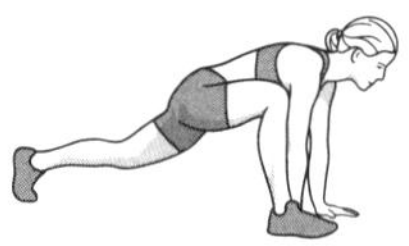

Tiefe Wechselsprünge

Eine Stützposition mit schulterbreit geöffneten Händen einnehmen. Dann einen Fuß seitlich neben der Hand aufstellen. Das hintere Bein bleibt gestreckt. Mit beiden Füßen explosiv vom Boden abdrücken und in einer Sprungbewegung die Fußstellung wechseln. Im schnellen Wechsel den rechten und linken Fuß nach vorn führen.

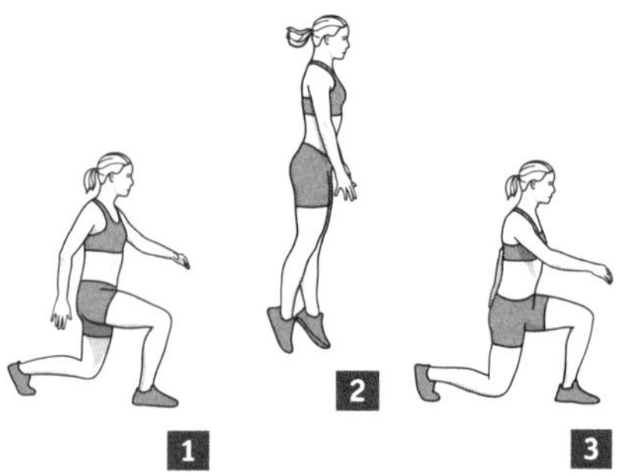

Ausfallschrittsprung

1. Einen Ausfallschritt einnehmen, bei dem sich das hintere Knie knapp über dem Boden befindet. Beide Fußspitzen zeigen nach vorn. Die hintere Ferse ist angehoben.
2. Mit einem Sprung nach oben die Position der Füße wechseln.
3. Dann wieder im tiefen Ausfallschritt landen. Das Ganze im Wechsel ausführen. Das vordere Knie befindet sich jeweils maximal auf Höhe der Fußspitze des vorderen Fußes oder dahinter.

Boxsprung

1. Vor einer stabilen Box mit etwas Abstand schulterbreit aufstellen. Die Fußspitzen zeigen nach vorn. Die Arme nach hinten führen. Die Knie leicht beugen.
2. Die Arme explosiv nach oben führen und mithilfe dieses Schwungs nach oben auf die Box springen.
3. Die Landung durch das Beugen der Knie sanft abfedern. Dabei die Arme nach hinten führen. Von der Box absteigen und sofort zum nächsten Sprung ansetzen.

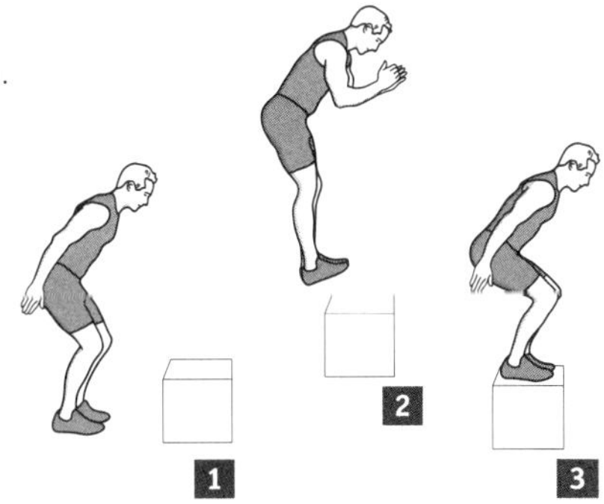

Trippeln mit Miniband

Das Miniband knapp oberhalb der Sprunggelenke platzieren und einen schulterbreiten Stand einnehmen. Die Fußspitzen zeigen nach vorn, die Knie sind leicht gebeugt. Jetzt auf der Stelle in einem zügigen Tempo trippeln. Der Rücken bleibt dabei gestreckt. Die Arme gegengleich mitnehmen.

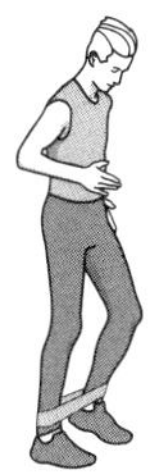

Hohes Marschieren mit Miniband

1. Das Miniband im Mittelfußbereich platzieren. Einen aufrechten, hüftbreiten Stand einnehmen.
2. Auf der Stelle marschieren. Die Knie dabei im Wechsel so hoch wie möglich nach oben in Richtung Brustkorb ziehen. Die Arme gegengleich mitnehmen.

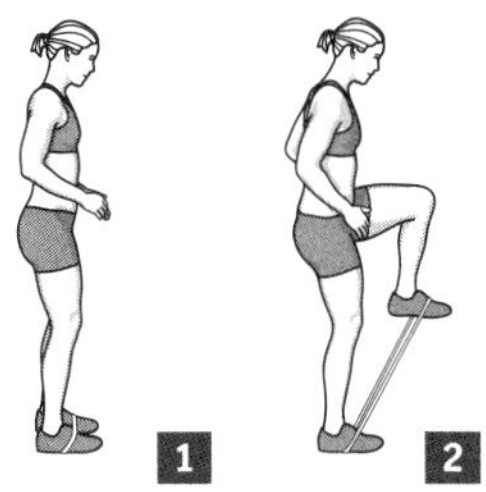

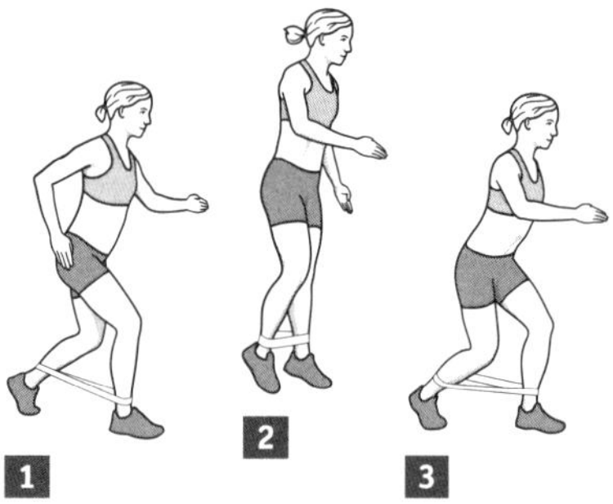

Scherensprung mit Miniband

1. Das Miniband knapp oberhalb der Sprunggelenke platzieren und einen Ausfallschritt mit leicht gebeugten Knien einnehmen. Beide Fußspitzen zeigen dabei nach vorn. Die hintere Ferse ist angehoben.
2. Mit einem Sprung nach oben die Position der Füße wechseln.
3. Mit dem hinteren Fuß nach vorn wieder im Ausfallschritt landen. Die Arme gegengleich mitnehmen.

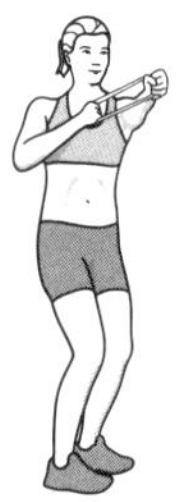

Boxen mit Miniband

Einen aufrechten, schulterbreiten Stand einnehmen. Die Fußspitzen zeigen nach vorn, die Knie sind leicht gebeugt. Das Miniband mit beiden Händen greifen. Dann mit dem Boxen beginnen. Die Arme in einem zügigen Tempo abwechselnd zur linken und rechten Seite strecken. Der Oberkörper rotiert dabei mit.

Übungen für den Oberkörper

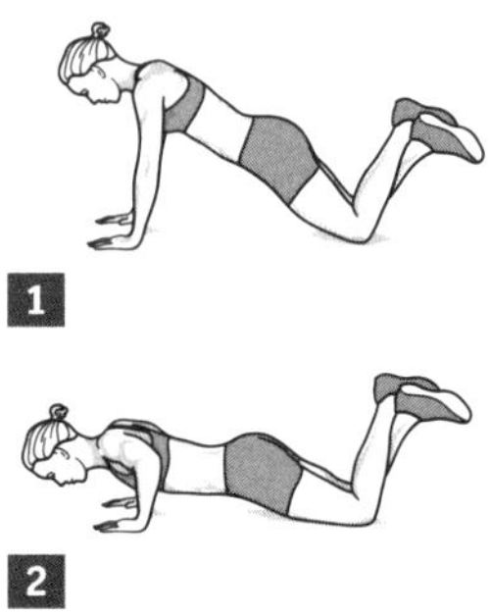

Liegestütz mit abgelegten Knien

1. Eine kniende Stützposition einnehmen, bei der sich die Hände unter den Schultern befinden. Die Füße sind verschränkt. Knie-, Hüft- und Schulterge-lenk befinden sich in einer Linie.
2. Die Ellbogen beugen und den Oberkörper absenken. Die Ellbogen bleiben dabei eng am Körper. Danach wieder nach oben drücken.

Liegestütz

1. Eine Stützposition mit schulterbreit geöffneten Händen einnehmen.
2. Die Ellbogen beugen und den Körper möglichst weit absenken. Die Oberarme bleiben dabei eng am Körper. Danach wieder nach oben drücken. Sprung-, Knie-, Hüft- und Schultergelenk bleiben während der Bewegungsausführung in einer Linie.

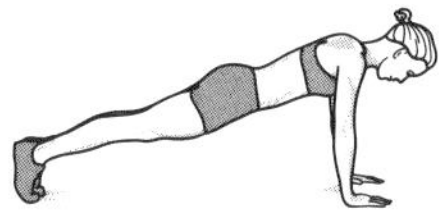
1

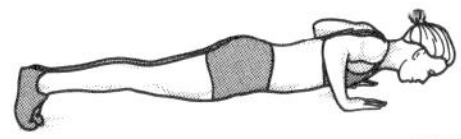
2

Negativer Liegestütz

1. Die Fußspitzen auf einem Stuhl aufsetzen und eine Stützposition mit schulterbreit geöffneten Händen einnehmen.
2. Die Ellbogen beugen und den Körper möglichst weit absenken. Die Oberarme bleiben dabei eng am Körper. Danach wieder nach oben drücken. Sprung-, Knie-, Hüft- und Schultergelenk bleiben während der Bewegungsausführung in einer Linie.

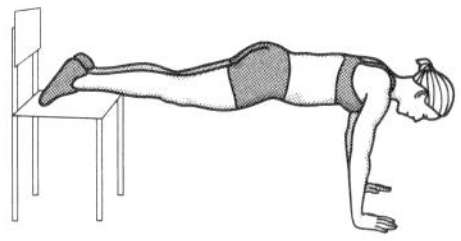
1

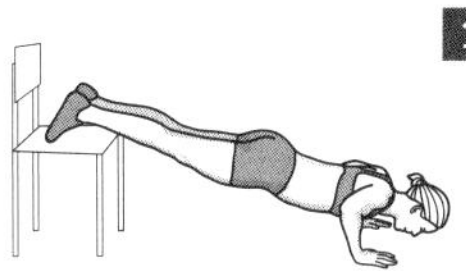
2

Dip

1. Die Fersen aufstellen und die Handballen auf einem Stuhl oder einem anderen stabilen Gegenstand aufsetzen. Den Oberkörperaufrichten. Das Gesäß ist nah an der Erhöhung, die Arme sind gestreckt.
2. Die Ellbogen beugen und das Gesäß bis kurz vor Bodenkontakt absenken. Danach wieder nach oben drücken.

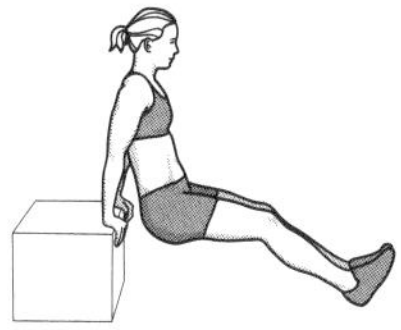
1

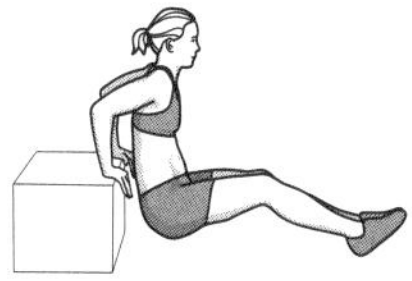
2

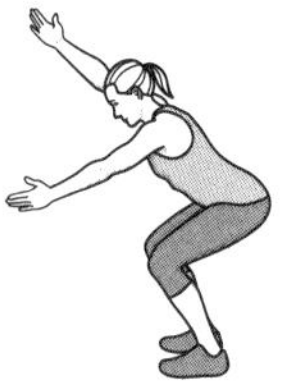

Armschere in der Kniebeugenposition

Eine Kniebeugenposition einnehmen. Die Fußspitzen zeigen nach vorn. Die Knie bleiben über dem Mittelfuß ausgerichtet. Der Rücken ist gestreckt. Abwechselnd den rechten und linken Arm nach oben in die Verlängerung des Oberkörpers anheben. Die Daumen zeigen dabei nach oben.

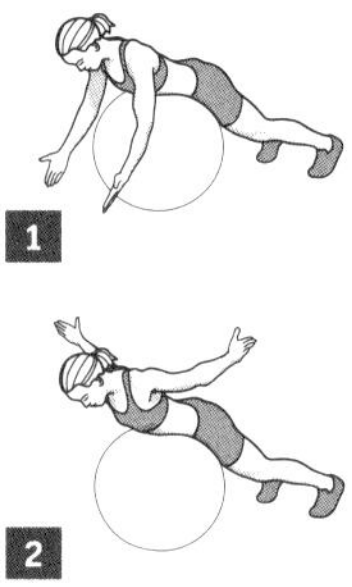

Seitliches Armheben auf Gymnastikball

1. Eine Bauchlage auf dem Gymnastikball einnehmen. Die Füße etwa schulterbreit aufstellen. Die Arme nach unten strecken. Die Daumen zeigen dabei nach außen. Der Rücken ist gestreckt.
2. Die Arme bis auf Höhe des Oberkörpers anheben. Die Schulterblätter dabei zusammenführen. Danach die Arme wieder kontrolliert absenken.

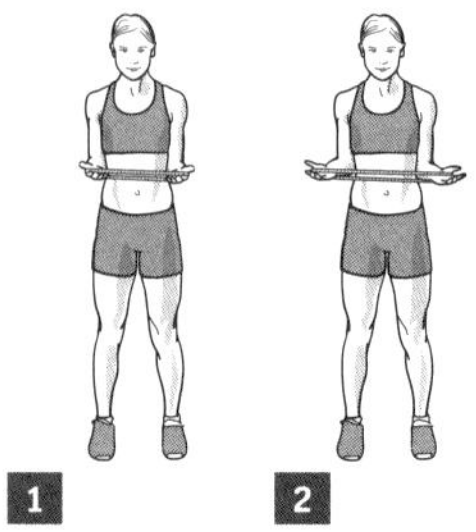

Schulteraußenrotation mit Miniband

1. Einen aufrechten, hüftbreiten Stand einnehmen. Das Miniband im Mittelhandbereich platzieren und mit dem Daumen fixieren. Die Ellbogen befinden sich im rechten Winkel, sodass die Unterarme waagrecht zum Boden sind. Die Oberarme halten den Kontakt zum Oberkörper. Das Band auf Zug bringen. Die Handflächen zeigen dabei nach oben.
2. Die Oberarme nach außen drehen, indem die Unterarme zur Seite nach außen geführt werden. Danach die Unterarme wieder kontrolliert in die Ausgangsposition führen. Den Rumpf während der kompletten Bewegungsausführung auf Spannung halten.

Schulterdrücken mit Kurzhanteln

1. Einen aufrechten, hüftbreiten und stabilen Stand einnehmen. Die Kurzhanteln mit gebeugten Armen neben den Schultern halten. Die Handflächen zeigen zueinander. Den Blick nach vorn richten.
2. Gleichzeitig beide Arme nach oben strecken. Danach wieder kontrolliert in die Ausgangsposition absenken.

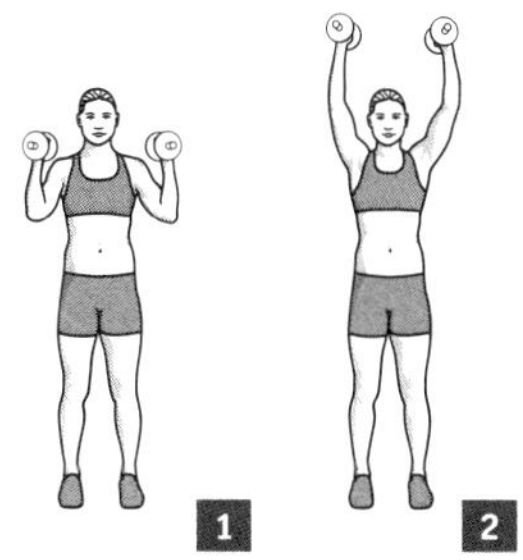

Einarmiges Schulterdrücken mit Kettlebell

1. Einen aufrechten, hüftbreiten und stabilen Stand einnehmen. Die Kettlebell auf Höhe der Schulter halten. Dabei lastet das Gewicht auf Oberkörper und Oberarm. Die Handfläche zeigt zum Körper.
2. Den Arm strecken und gleichzeitig die Handfläche nach vorn drehen. Danach die Kettlebell wieder kontrolliert in die Halteposition ablassen. Den Rumpf während der kompletten Bewegungsausführung auf Spannung halten.

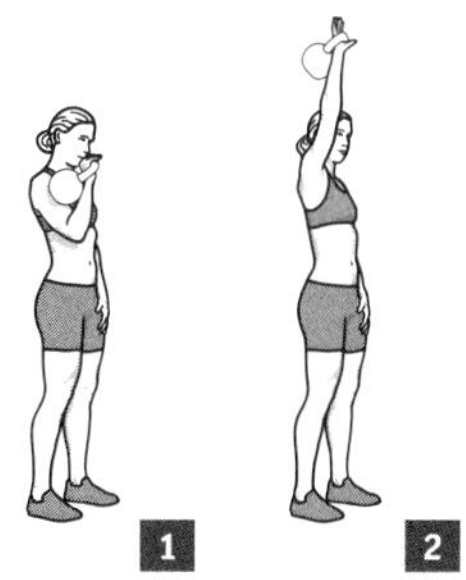

Vorgebeugtes Rudern mit Gymnastikband

1. Einen schulterbreiten Stand auf dem Gymnastikband einnehmen. Knie- und Hüfte sind gebeugt. Der Oberkörper ist nach vorn geneigt. Der Rücken ist dabei gestreckt. Das Band so greifen, dass sich dieses bereits auf Grundspannung befindet.
2. Die Ellbogen beugen und eng am Körper vorbei nach oben ziehen. Danach wieder kontrolliert ablassen.

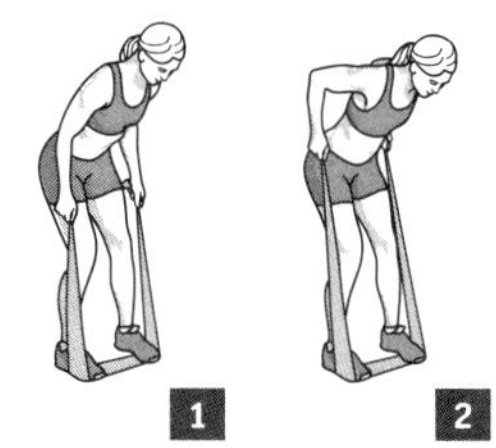

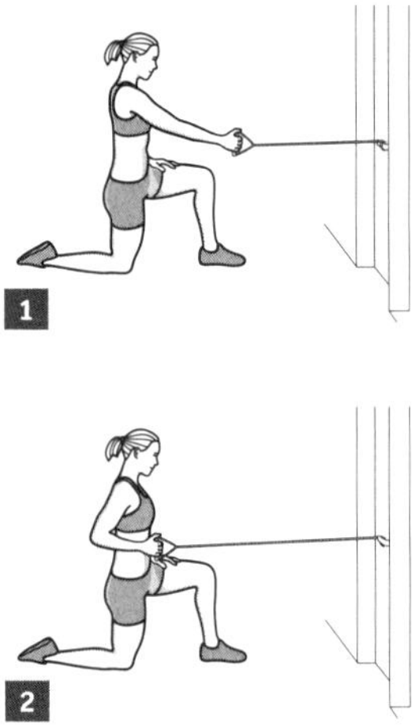

Einarmiges Rudern im Kniestand mit Gymnastikband

1. Das Gymnastikband auf Hüfthöhe oder etwas tiefer an einem festen Gegenstand sicher fixieren, beispielsweise an einer Türklinke. Das Band mit einer Hand greifen und auf Spannung bringen. Einen Ausfallschritt einnehmen und das hintere Knie auf dem Boden absetzen. Das vordere Knie ist etwa im rechten Winkel. Die das Band greifende Hand nach vorn führen, sodass der Arm gestreckt ist. Das Band sollte sich in dieser Ausgangsposition schon etwas auf Spannung befinden.
2. Den Ellbogen beugen und diesen gegen den Widerstand des Bandes eng am Körper vorbeiführen. Danach den Arm wieder strecken.

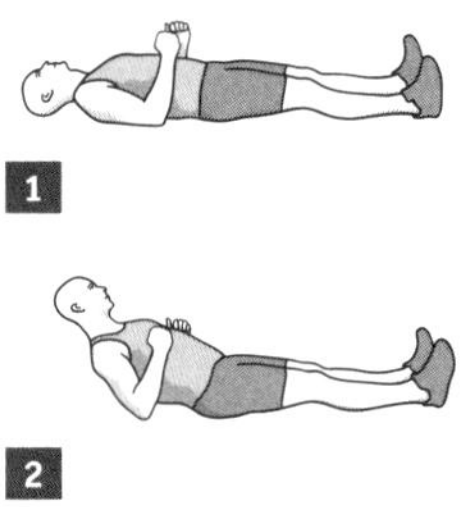

Latdrücken in Rückenlage

1. Eine Rückenlage einnehmen. Die Fersen so aufstellen, dass sich die Knie etwa im rechten Winkel befinden. Die Oberarme nah am Oberkörper auf dem Boden absetzen. Die Unterarme zeigen senkrecht nach oben, die Handflächen sind zum Körper gedreht. Das Kinn in Richtung Brustbein ziehen und den Kopf vom Boden anheben.
2. Die Ellbogen mit Kraft nach unten in den Boden drücken, sodass sich der Oberkörper anhebt. Danach wieder langsam bis knapp über den Boden absenken und wiederholen. Die Kraft kommt aus dem Rücken, nicht aus den Bauchmuskeln.

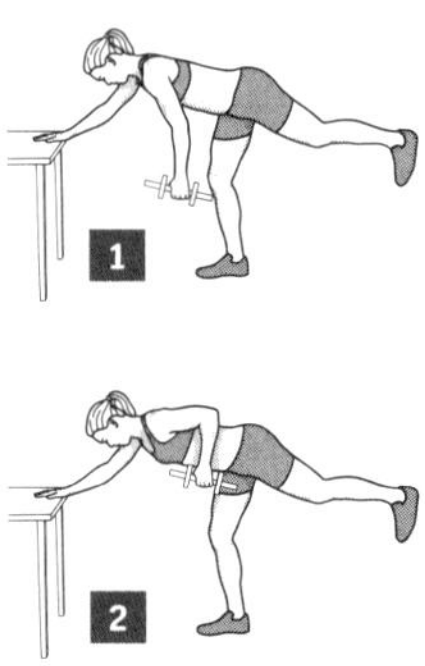

Einarmiges Rudern in der Standwaage mit Kurzhantel

1. Die Kurzhantel in eine Hand nehmen und mit einem Meter Abstand vor einen Tisch stellen. Den Oberkörper nach vorn neigen, die freie Hand am Tisch abstützen, das gegenüberliegende Bein in die Waagrechte anheben. Das Standbein ist leicht gebeugt. Der Arm mit der Kurzhantel zeigt senkrecht nach unten. Der Oberkörper ist parallel zum Boden ausgerichtet.
2. Den Ellbogen beugen und nah am Körper nach oben ziehen. Danach die Kurzhantel wieder kontrolliert in die Ausgangsposition ablassen.

Klimmzug

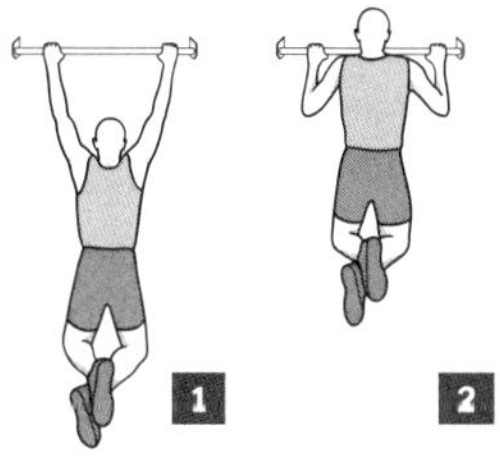

1. Eine Klimmzugstange, einen stabilen Ast oder Ähnliches etwas mehr als schulterbreit im Obergriff umfassen. Die Handflächen zeigen dabei nach unten Die Füße überkreuzen.
2. Die Ellbogen beugen und den Körper nach oben ziehen, bis sich das - Kinn über der Stange befindet. Danach wieder kontrolliert in die Ausgangsposition absenken.

Übungen für den Rumpf

Zweipunktvierfüßler

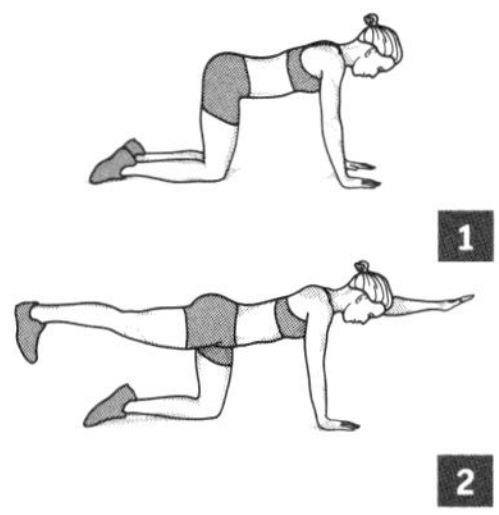

1. Einen Vierfüßlerstand einnehmen. Die Hände befinden sich dabei unter den Schultern, die Knie unter den Hüften.
2. Den rechten Arm und das linke Bein wegstrecken. Das Becken bleibt parallel zum Boden ausgerichtet. Die Position halten.

Frontstütz mit Armheben

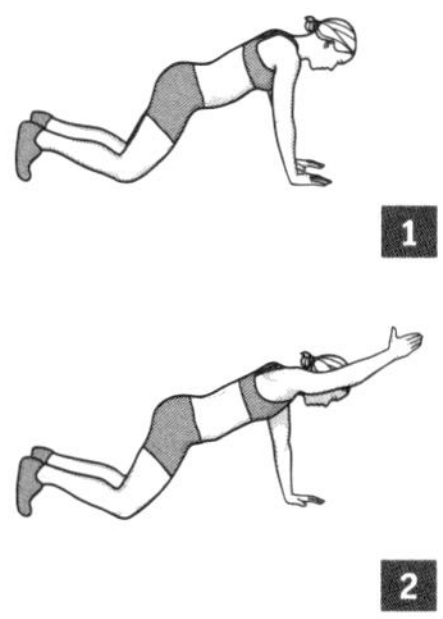

1. Eine kniende Stützposition einnehmen, bei der sich die Hände unter den Schultern befinden. Die Knie befinden sich etwas hinter den Hüften. Die Fußspitzen aufstellen.
2. Im Wechsel den rechten und linken Arm anheben, sodass sich dieser jeweils in der Verlängerung des Oberkörpers befindet. Der Daumen zeigt dabei nach oben. Die Position jeweils für 5 Sekunden halten.

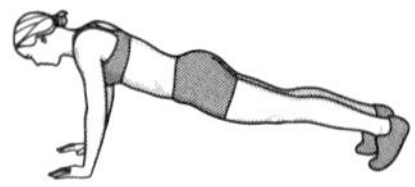

1

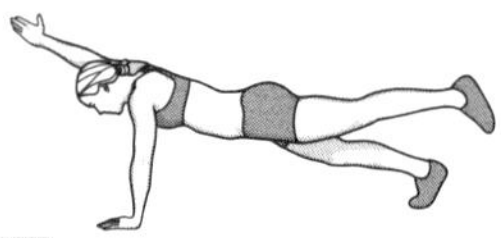

2

Zweipunktstütz

1. Eine Stützposition mit schulterbreit geöffneten Händen und Füßen einnehmen. Das Becken befindet sich in einer Linie zwischen Oberkörper und Oberschenkeln.
2. Über die Diagonale einen Arm und ein Bein gestreckt vom Boden anheben. Die Position halten und danach die Seiten wechseln.

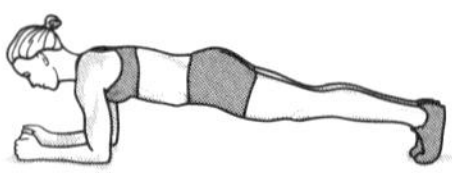

Unterarmstütz

Einen Unterarmstütz einnehmen. Die Ellbogen befinden sich dabei unter den Schultern. Das Becken bildet mit Oberkörper und Oberschenkeln eine Linie. Die Wirbelsäule behält durch ein Anspannen der Rumpfmuskulatur ihre normale physiologische Krümmung bei. Die Position halten.

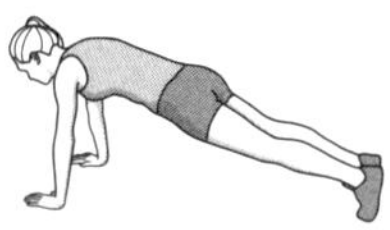

1

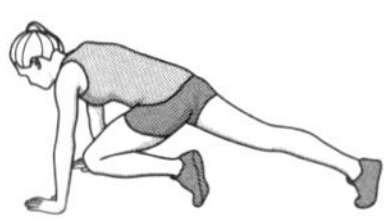

2

Bergsteiger im Stütz

1. Eine Stützposition einnehmen. Die Hände befinden sich dabei direkt unter den Schultern. Sprung-, Knie-, Hüft- und Schultergelenk sind in einer Linie.
2. Im Wechsel das rechte und linke Knie in Richtung Brustkorb ziehen.

Unterarmstütz auf Gymnastikball

Einen Unterarmstütz auf dem Gymnastikball einnehmen. Die Ellbogen befinden sich dabei unter den Schultern. Das Becken ist mit Oberkörper und Oberschenkeln in einer Linie. Die Wirbelsäule behält durch ein Anspannen der Rumpfmuskulatur ihre normale physiologische Krümmung bei. Die Position halten.

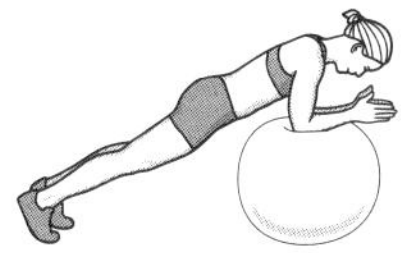

Stütz mit abwechselndem Beinheben auf Gymnastikball

1. Eine Stützposition auf dem Gymnastikball einnehmen. Die Hände befinden sich dabei direkt unter den Schultern. Sprung-, Knie-, Hüft- und Schultergelenk sind in einer Linie.
2. Abwechselnd das rechte und linke Bein anheben und jeweils die Position für 5 Sekunden halten.

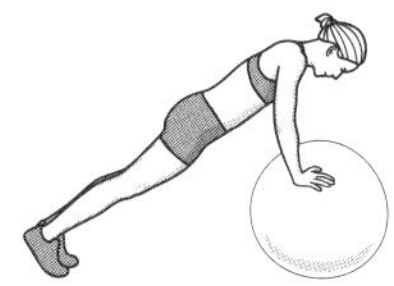

1

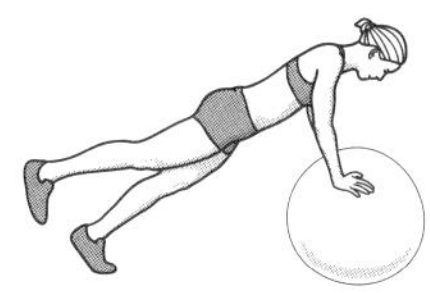

2

Crunch mit Gymnastikball

1. Eine Stützposition auf dem Gymnastikball einnehmen, sodass die Oberschenkelvorderseiten auf dem Ball aufliegen. Die Hände sind schulterbreit geöffnet. Sprung-, Knie-, Hüft- und Schultergelenk sind in einer Linie. Den Rumpf auf Spannung halten.
2. Beide Knie in Richtung Brustkorb heranführen und dabei im Rumpf einrollen. Danach die Beine wieder nach hinten strecken.

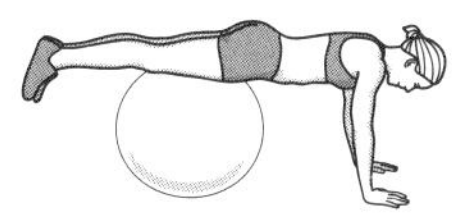

1

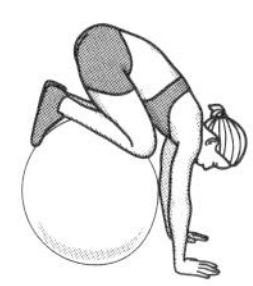

2

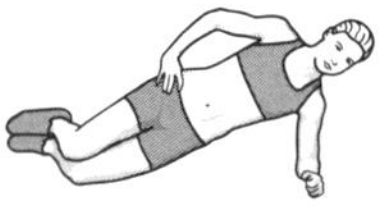

Seitstütz mit abgelegten Knien

Einen Seitstütz mit abgelegten Knien einnehmen. Die Knie befinden sich etwa im rechten Winkel. Der stützende Unterarm zeigt gerade nach vorn. Der Ellbogen befindet sich direkt unter der Schulter. Die freie Hand an die Hüfte legen. Das Becken nach oben schieben und die Position halten.

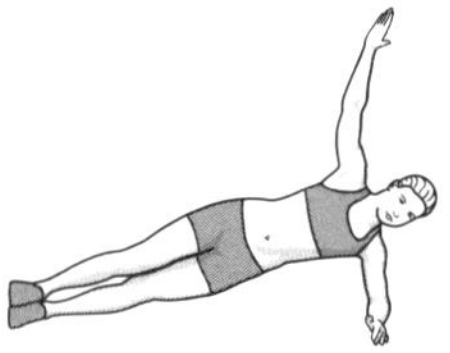

Seitstütz

Einen gestreckten Seitstütz mit übereinanderliegenden Beinen einnehmen und auf einem Unterarm abstützen. Der Ellbogen befindet sich direkt unter dem Schultergelenk. Den freien Arm senkrecht nach oben strecken. Den Rumpf auf Spannung halten, sodass sich das Becken in einer Linie zwischen Oberschenkeln und Oberkörper befindet. Die Position halten.

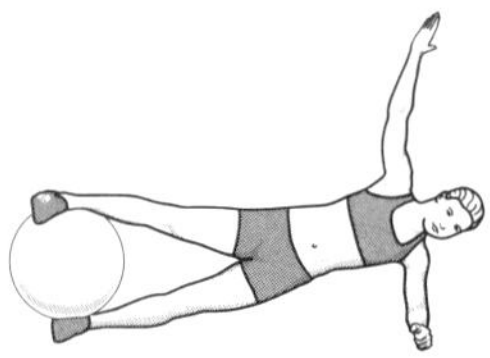

Seitstütz mit Gymnastikball

Den Gymnastikball zwischen die Füße klemmen und einen Seitstütz einnehmen. Dabei auf dem Unterarm abstützen. Der Ellbogen befindet sich direkt unter dem Schultergelenk. Den freien Arm senkrecht nach oben strecken. Den Rumpf auf Spannung halten, sodass sich das Becken in einer Linie zwischen Oberschenkeln und Oberkörper befindet. Die Position halten.

T-Stand mit Beinabduktion

1. Eine seitliche Stützposition mit gestreckten Beinen einnehmen und auf einer Hand abstützen. Dabei befindet sich die stützende Hand direkt unter der Schulter. Die freie Hand ist an der Hüfte angelegt. Die Füße liegen übereinander. Der Körper befindet sich in einer Linie.
2. Das obere Bein nach oben anheben und wieder absenken, ohne abzulegen, und wiederholen.

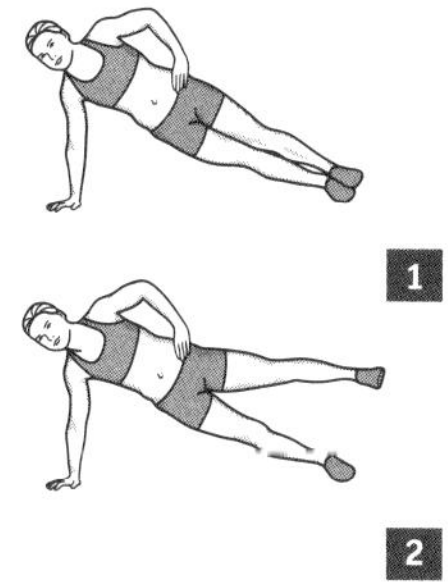

Crunch

1. Eine Rückenlage einnehmen. Die Fersen auf dem Boden aufstellen, sodass sich die Knie etwa im rechten Winkel befinden. Die Arme seitlich am Körper knapp über dem Boden angehoben halten. Die Handflächen zeigen dabei nach vorn. Den Kopf etwas anheben. Das Kinn dabei in Richtung Brustbein ziehen. Die Bauchmuskeln anspannen.
2. Mit den Händen eine gedachte Wand nach vorn wegschieben. Dabei Wirbel für Wirbel nach oben aufrollen. Danach langsam wieder abrollen, ohne abzulegen.

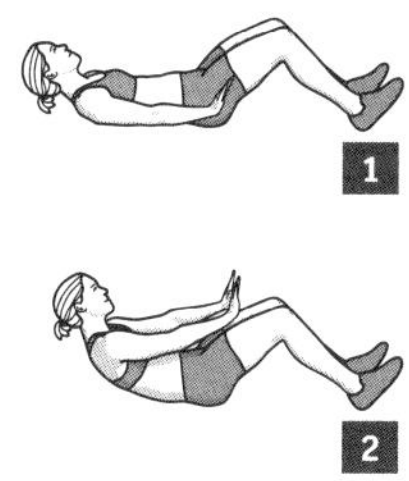

Käfer

1. Eine Rückenlage einnehmen. Ein Bein strecken, das andere angewinkelt nach oben nehmen. Auf der Seite des gestreckten Beins den Arm nach vorn strecken. Auf der gegenüberliegenden Seite den Arm nach hinten über den Kopf strecken. Arme und Beine sind vom Boden angehoben. Den Kopf anheben und das Kinn in Richtung Brustbein ziehen.
2. In einer fließenden Bewegung gleichzeitig die Arm- und Beinstellung wechseln.

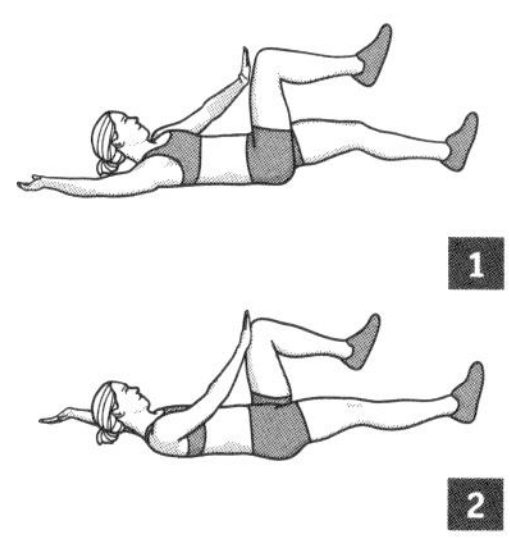

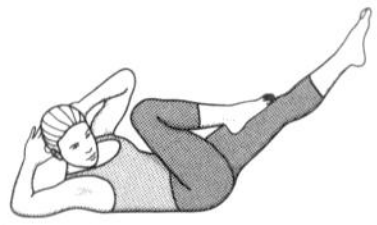

1

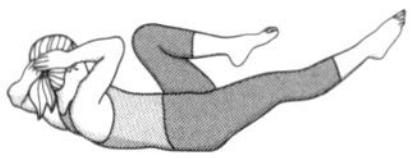

2

Diagonaler Crunch

1. Eine Rückenlage einnehmen. Ein Bein gestreckt vom Boden anheben. Das andere Bein anwinkeln und das Knie in Richtung des gegenüberliegenden Ellbogens ziehen. Den Oberkörper etwas vom Boden anheben und den Ellbogen zum gegenüberliegenden Knie führen.
2. In einem fließenden Wechsel Ellbogen und Knie der gegenüberliegenden Seite zusammenführen.

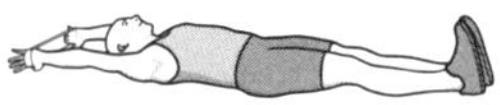

1

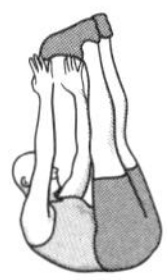

2

Klappmesser

1. Eine Rückenlage einnehmen. Die Beine nach vorn und die Arme nach hinten über den Kopf strecken. Arme und Beine befinden sich dabei knapp über dem Boden. Der Kopf ist angehoben. Das Kinn in Richtung Brustbein ziehen. Den Rumpf auf Spannung halten.
2. Arme und Beine gleichzeitig zur Körpermitte nach oben anheben, danach wieder kontrolliert bis kurz über den Boden absenken.

Tipp: Sollte die Übung zu Beginn zu intensiv sein, können Arme und Beine nur auf halbe Höhe abgesenkt werden. Auch das leichte Anwinkeln der Knie ist eine gute Möglichkeit, der Übung etwas Intensität zu nehmen.

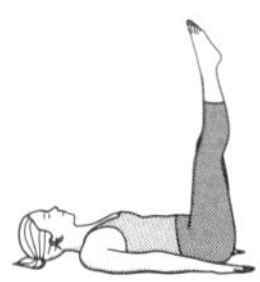

1

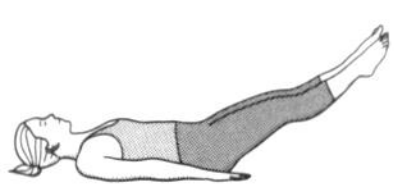

2

Gestrecktes Beinsenken

1. Eine Rückenlage einnehmen. Die Arme mit den Handflächen nach unten seitlich neben dem Körper ablegen. Die Beine senkrecht nach oben strecken.
2. Mit Rumpfspannung die Beine langsam nach unten bis kurz vor Bodenkontakt absenken. Danach wieder anheben.

Tipp: Die Beine nur bis halbe Höhe abzusenken oder die Knie leicht anzuwinkeln sind zu Beginn gute Möglichkeiten, die Übung etwas zu erleichtern.

Liegende Rumpfrotation mit angewinkelten Beinen

1. Eine Rückenlage einnehmen und die Beine anwinkeln, sodass sich die Oberschenkel in der Senkrechten und die Unterschenkel in der Waagerechten befinden. Die Arme seitlich am Körper mit den Handflächen nach unten ablegen.
2. Die Beine im Wechsel zur rechten und linken Seite pendeln. Beide Schulterblätter behalten während der Bewegungsausführung den Kontakt zum Boden. Den Rumpf auf Spannung halten.

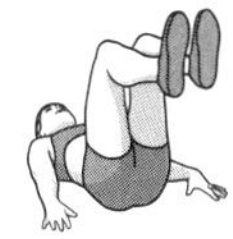

1

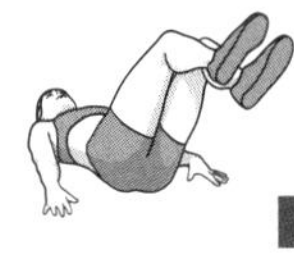

2

Liegende Rumpfrotation mit gestreckten Beinen

1. Eine Rückenlage einnehmen und die Beine nach oben strecken. Die Arme zur Seite strecken und mit den Handflächen nach unten ablegen.
2. Die Beine im Wechsel zur rechten und linken Seite pendeln. Beide Schulterblätter behalten während der Bewegungsausführung den Kontakt zum Boden. Den Rumpf auf Spannung halten.

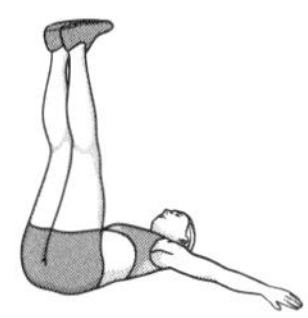

1

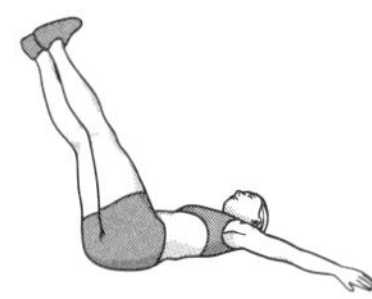

2

Rumpfrotation auf Gymnastikball

1. Eine Rückenlage auf dem Gymnastikball einnehmen, sodass die Schultern und der Brustwirbelbereich Kontakt zum Ball halten. Die Füße so aufstellen, dass die Knie etwa im rechten Winkel sind. Die Gesäßmuskeln anspannen und das Becken nach oben schieben. Die Arme senkrecht nach oben strecken. Die Handflächen aneinanderlegen.
2. Im Wechsel mit dem Oberkörper zur rechten und linken Seite rotieren. Der Blick wandert mit den Händen mit. Rumpf- und Gesäßmuskeln auf Spannung halten.

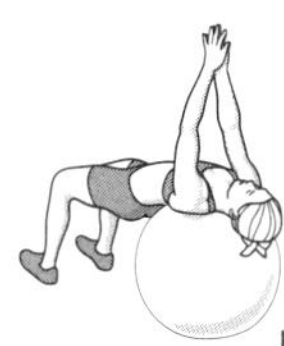

1

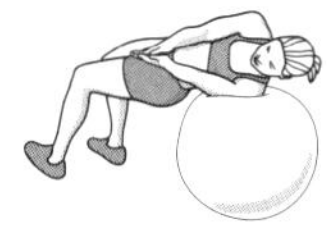

2

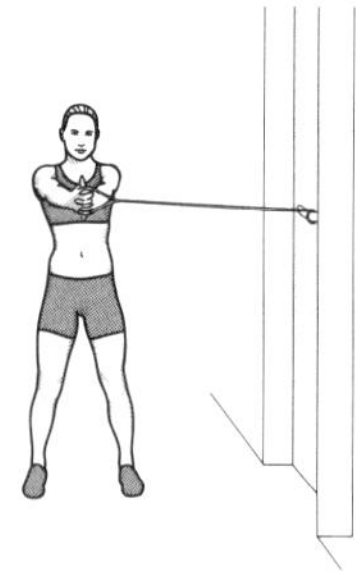

Antirotation mit Gymnastikband

Das Gymnastikband auf Hüfthöhe oder etwas höher an einem festen Gegenstand sicher fixieren, beispielsweise an einer Türklinke. Seitlich zur Befestigung aufstellen, das Band mit beiden Händen greifen. Dabei den Abstand so wählen, dass das Band mit gestreckten Armen auf Spannung ist. Die Knie leicht beugen und die Arme gestreckt nach vorn auf Schulterhöhe anheben. Die Position halten.

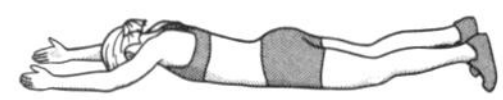

1

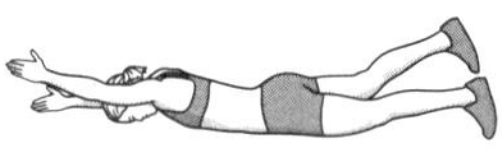

2

Paddeln in Bauchlage

1. Eine Bauchlage mit über den Kopf gestreckten Armen einnehmen.
2. Abwechselnd den Arm und das gegenüberliegende Bein anheben. Während der kompletten Bewegungsausführung bleiben Arme und Beine vom Boden angehoben.

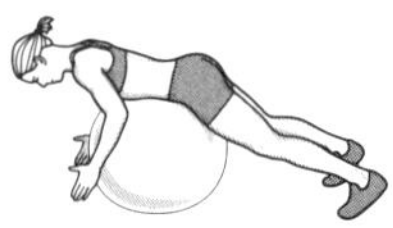

1

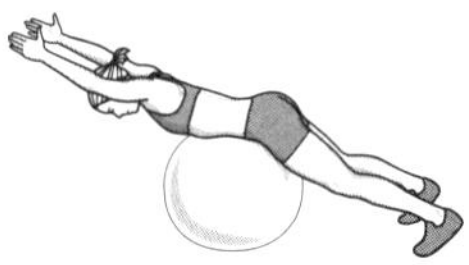

2

Oberkörperaufrichten auf Gymnastikball

1. Eine Bauchlage auf dem Gymnastikball einnehmen. Die Füße zur Stabilität mindestens schulterbreit auf dem Boden aufsetzen. Die Arme zeigen leicht angewinkelt nach unten.
2. Die Arme mit dem Daumen nach oben anheben. Dabei richtet sich auch der Oberkörper durch die Kraft des Rückenstreckers auf. Danach wieder kontrolliert in die Ausgangsposition absenken, ohne abzulegen.

Übungen für die Beine

Kniebeuge

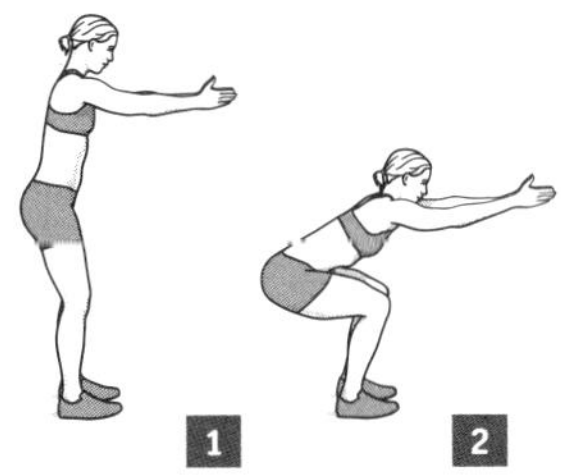

1. Einen schulterbreiten Stand einnehmen. Die Fußspitzen zeigen nach vorn.
2. Gleichzeitig Knie und Hüften beugen und das Gesäß nach hinten unten schieben. Die Knie bleiben dabei über dem Mittelfuß. Danach wieder in den Stand aufrichten.

Kniebeuge mit Kurzhanteln

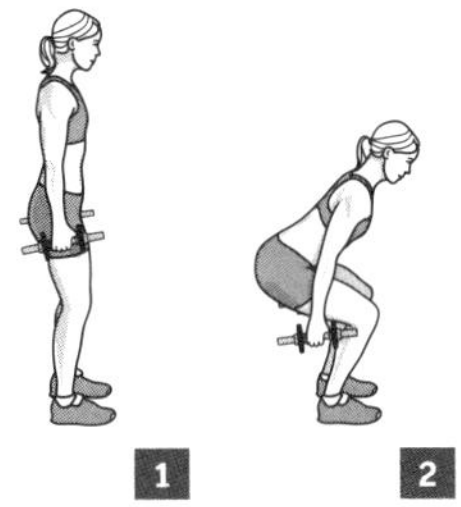

1. Einen aufrechten, hüftbreiten Stand einnehmen. Die Fußspitzen zeigen nach vorn. Die Kurzhanteln seitlich nah am Körper halten. Der Rumpf ist auf Spannung.
2. Gleichzeitig Knie und Hüften beugen und das Gesäß nach hinten unten schieben. Die Arme bleiben senkrecht nach unten gestreckt. Der Rücken behält seine neutrale Position bei. Die Knie befinden sich maximal auf Höhe der Fußspitzen oder dahinter. Danach wieder in den Stand aufrichten.

Kniebeuge mit Kettlebell

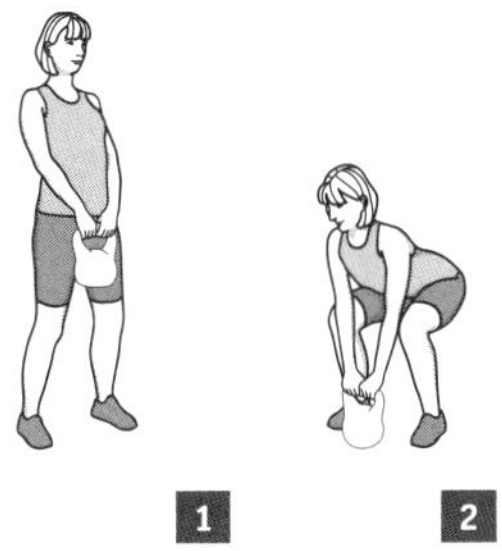

1. Einen schulterbreiten Stand einnehmen. Die Fußspitzen zeigen nach vorn. Die Kettlebell zwischen den Füßen abstellen. Gleichzeitig Knie und Hüften beugen und das Gesäß nach hinten unten schieben. Die Knie befinden sich maximal auf Höhe der Fußspitzen oder dahinter. Der Rücken ist gestreckt. Die Kettlebell umgreifen. Rumpf auf Spannung bringen.
2. Gleichzeitig Knie und Hüften strecken und in den aufrechten Stand kommen. Danach die Kettlebell bis kurz vor Bodenkontakt wieder absenken.

Einbeinige Kniebeuge

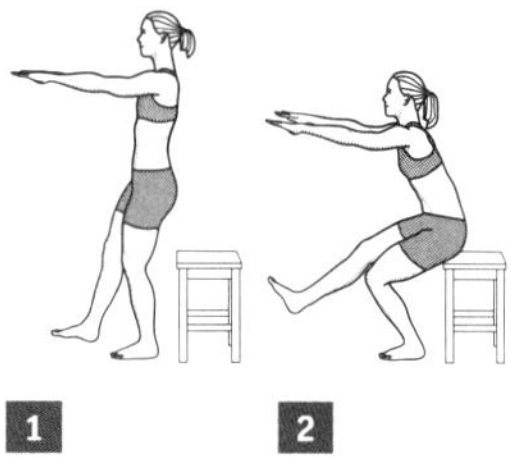

1. Mit etwas Abstand mit dem Rücken zu einem Stuhl einen Einbeinstand einnehmen. Die Arme auf Schulterhöhe nach vorn strecken.
2. Knie und Hüfte des Standbeins gleichzeitig beugen und das Gesäß in Richtung des Stuhls absenken. Das Bein auf der anderen Seite gestreckt in der Luft halten. Nach kurzem Kontakt des Gesäßes mit dem Stuhl wieder in den Stand aufrichten. Das Knie des Standbeins befindet sich während der Bewegungsausführung maximal auf Höhe der Fußspitze oder dahinter.

Kreuzheben mit Kettlebell

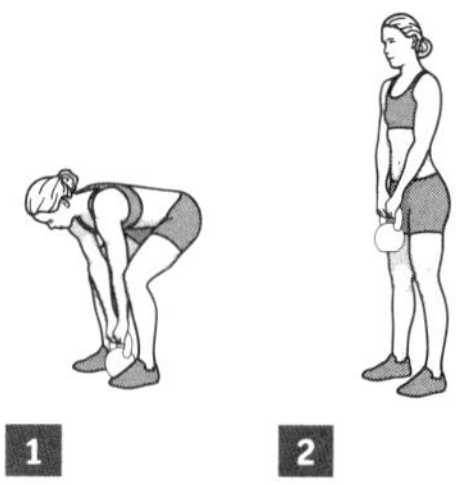

1. Die Kettlebell ist zwischen den Füßen. Die Knie leicht beugen, den Oberkörper mit gestrecktem Rücken nach vorn neigen und dann die Kettlebell mit den Händen greifen.
2. Mit Rumpfspannung aufrichten und die Kettlebell anheben. Danach die Kettlebell bis kurz vor Bodenkontakt wieder absenken. Den Rücken gestreckt halten.

Kettlebell-Swing

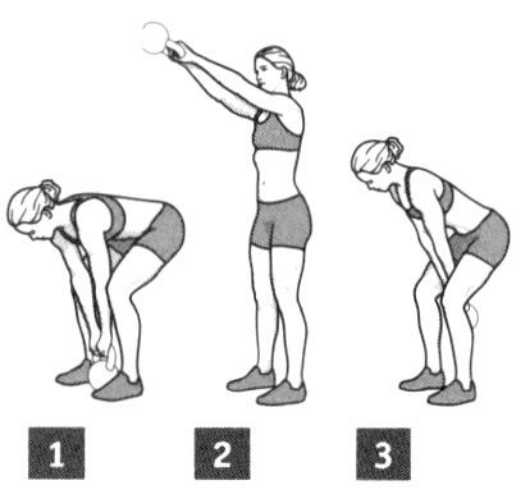

1. Einen schulterbreiten Stand einnehmen. Die Kettlebell zwischen die Füße stellen und mit den Händen umgreifen. Knie- und Hüftgelenke beugen. Das Gesäß nach hinten schieben. Der Rumpf ist auf Spannung.
2. Durch eine explosive Hüftstreckung die Kettlebell nach vorn oben bis maximal knapp über Augenhöhe schwingen.
3. Danach die Kettlebell zwischen den Beinen durchschwingen und direkt wieder mit explosiver Hüftstreckung nach oben schwingen.

Ausfallschritt

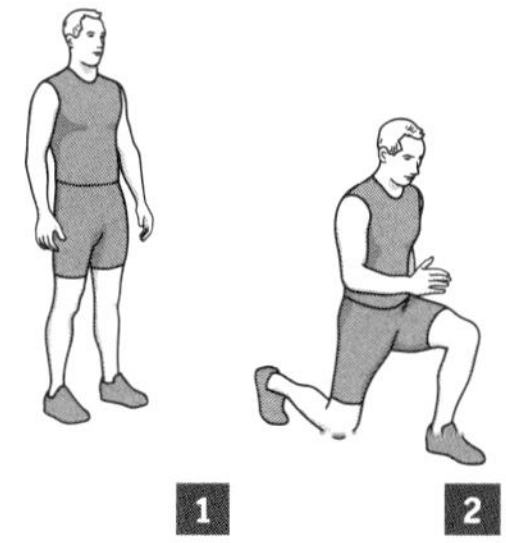

1. Einen aufrechten Stand mit hüftbreit geöffneten Füßen einnehmen.
2. Einen Ausfallschritt nach vorn ausführen. Das hintere Knie bis kurz vor Bodenkontakt absenken. Das vordere Knie bleibt über dem Mittelfuß ausgerichtet. Danach wieder zurück in den Stand kommen und den Ausfallschritt im Wechsel ausführen. Die Arme dabei gegengleich mitnehmen.

Seitlicher Ausfallschritt

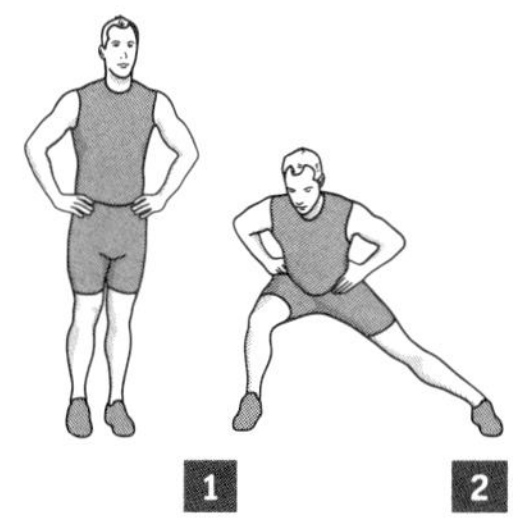

1. Einen aufrechten, hüftbreiten Stand einnehmen. Die Hände an die Hüften anlegen.
2. Einen großen Schritt zur Seite ausführen und das Knie beugen. Dabei das Gesäß nach hinten unten schieben. Der Körperschwerpunkt befindet sich auf der Seite des gebeugten Beins. Der Rücken ist gestreckt. Dann den Schritt sofort wieder schließen und in die Ausgangsposition zurückkehren.

Gleitender Ausfallschritt

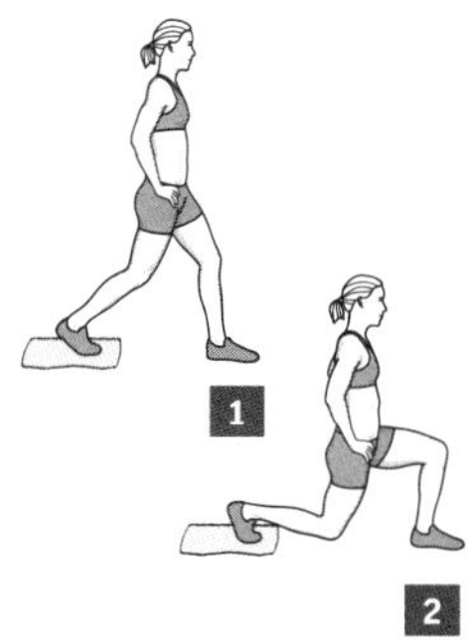

1. Einen Ausfallschritt einnehmen. Dabei befindet sich die Fußspitze des hinteren Fußes auf einem Handtuch. Beide Fußspitzen zeigen nach vorn.
2. Das hintere Knie bis kurz vor Bodenkontakt absenken. Dabei gleitet der hintere Fuß auf dem Handtuch weiter nach hinten. Das vordere Knie bleibt über dem Mittelfuß ausgerichtet. Den hinteren Fuß mit Kraft gleitend wieder nach vorn ziehen und zurück in die Ausgangsposition kommen.

Ausfallschritt mit Kurzhanteln

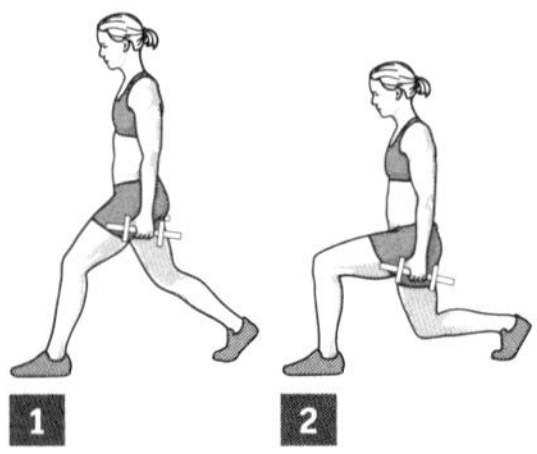

1. Die Kurzhanteln seitlich am Körper halten und einen Ausfallschritt einnehmen. Die Knie sind leicht gebeugt. Die hintere Ferse ist angehoben. Beide Fußspitzen zeigen nach vorn.
2. Den Körper absenken und dabei gleichzeitig die Knie beugen, bis beide etwa um 90 Grad gebeugt sind. Das hintere Knie ist knapp über dem Boden. Danach wieder nach oben drücken. Der Oberkörper bleibt aufrecht.

Ausfallschritt mit Kettlebell

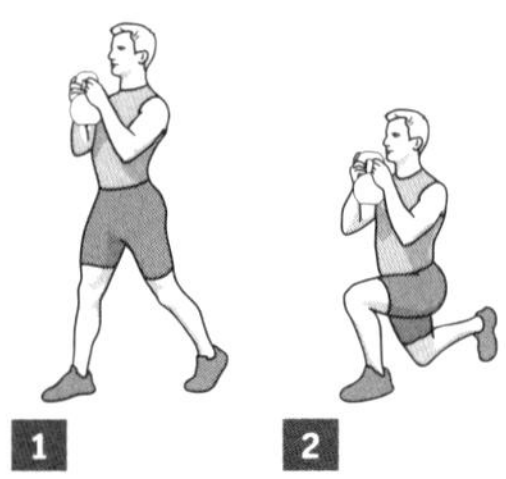

1. Die Kettlebell mit den Händen seitlich am Griff greifen und nah am Brustkorb halten. Dann einen Ausfallschritt einnehmen. Die Knie sind leicht gebeugt. Die hintere Ferse ist angehoben. Beide Fußspitzen zeigen nach vorn.
2. Den Körper absenken und gleichzeitig die Knie beugen, bis beide etwa um 90 Grad gebeugt sind. Das hintere Knie ist knapp über dem Boden. Danach wieder nach oben drücken. Der Oberkörper bleibt aufrecht.

Beckenheben

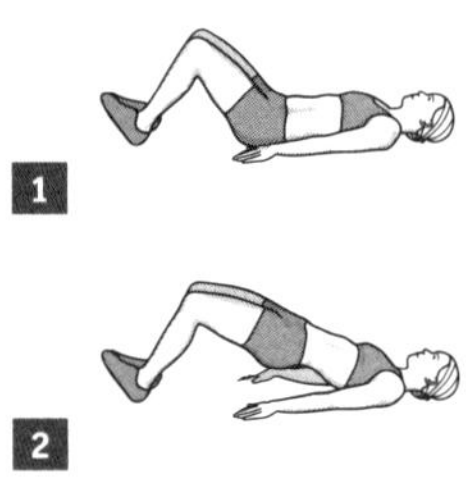

1. Eine Rückenlage mit aufgestellten Fersen einnehmen.
2. Das Becken durch die Kraft der Gesäßmuskeln so weit wie möglich nach oben schieben. Dann bis kurz vor Bodenkontakt wieder absenken.

Einbeiniges Beckenheben

1. Eine Rückenlage einnehmen. Die Ferse eines Fußes aufsetzen, sodass sich das Knie auf dieser Seite im rechten Winkel befindet. Das gegenüberliegende Bein angewinkelt nach oben nehmen, sodass der Oberschenkel senkrecht nach oben zeigt.
2. Das Becken so weit wie möglich nach oben schieben. Danach bis kurz vor Bodenkontakt wieder absenken.

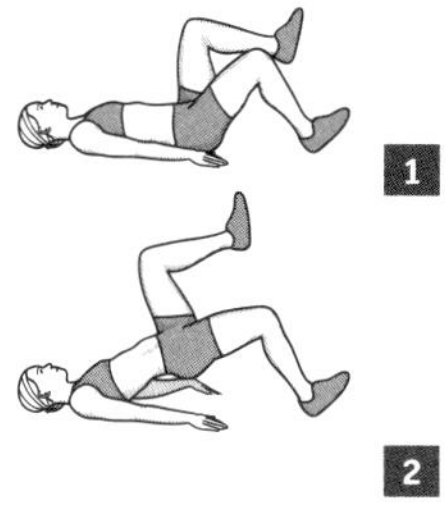

Beckenheben mit Miniband

1. Das Miniband knapp oberhalb der Knie platzieren und eine Rückenlage einnehmen. Die Beine anwinkeln, die Fersen aufstellen. Füße und Knie haben jeweils einen hüftbreiten Abstand, sodass das Miniband auf Zug ist. Die Arme seitlich eng am Körper ablegen.
2. Das Becken so weit wie möglich nach oben schieben. Danach bis kurz vor Bodenkontakt wieder absenken.

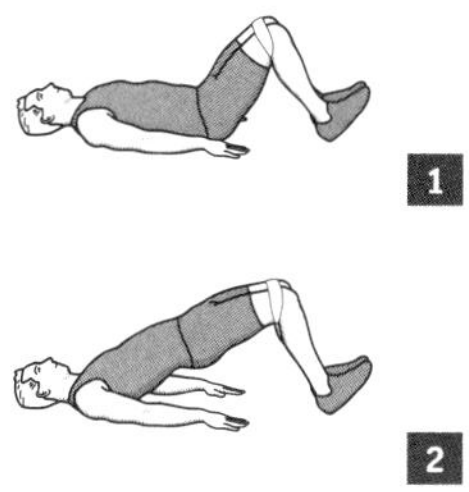

Beinbeugen mit Gymnastikball

1. Aus der Rückenlage beide Fersen auf dem Gymnastikball aufsetzen. Das Becken ist angehoben. Sprung-, Knie- und Hüftgelenk befinden sich dabei in einer Linie.
2. Die Knie beugen und den Gymnastikball in Richtung Gesäß heranziehen. Danach die Beine wieder strecken.

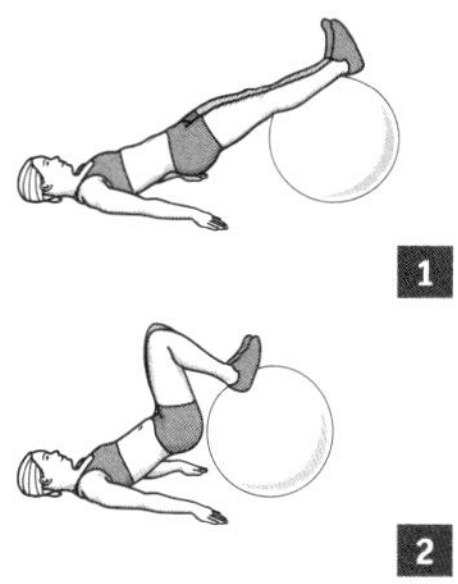

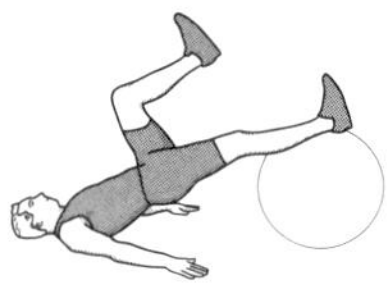
1

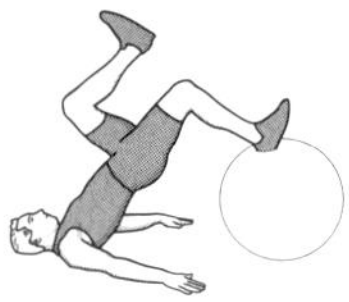
2

Einbeiniges Beinbeugen mit Gymnastikball

1. Eine Rückenlage einnehmen. Die Arme mit den Handflächen nach unten seitlich neben dem Körper ablegen. Die Fersen auf den Gymnastikball setzen, dann das Gesäß anheben und dabei den Ball wegrollen, bis die Beine gestreckt sind. Ein Bein angewinkelt anheben und das Knie Richtung Brustbein ziehen.
2. Mit dem anderen Bein den Gymnastikball Richtung Gesäß ziehen und das Bein anwinkeln. Danach das Bein wieder nach vorn strecken.

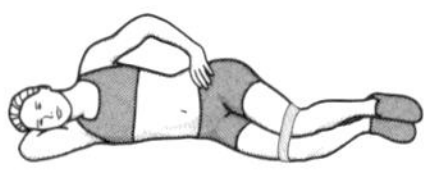
1

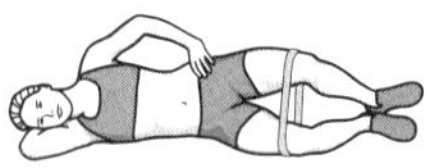
2

Hüftrotation im Liegen mit Miniband

1. Eine Seitenlage einnehmen und das Miniband knapp oberhalb der Knie fixieren. Die Beine etwa rechtwinklig gebeugt nach vorn ablegen. Das Becken steht dabei senkrecht. Der Kopf ruht auf dem gestreckten unteren Arm. Die freie Hand auf der Hüfte auflegen.
2. Das obere Bein gegen den Widerstand des Bands anheben. Die Füße behalten dabei den Kontakt zueinander. Das Becken bleibt stabil. Dann das Bein wieder absenken, ohne abzulegen.

Übungsregister

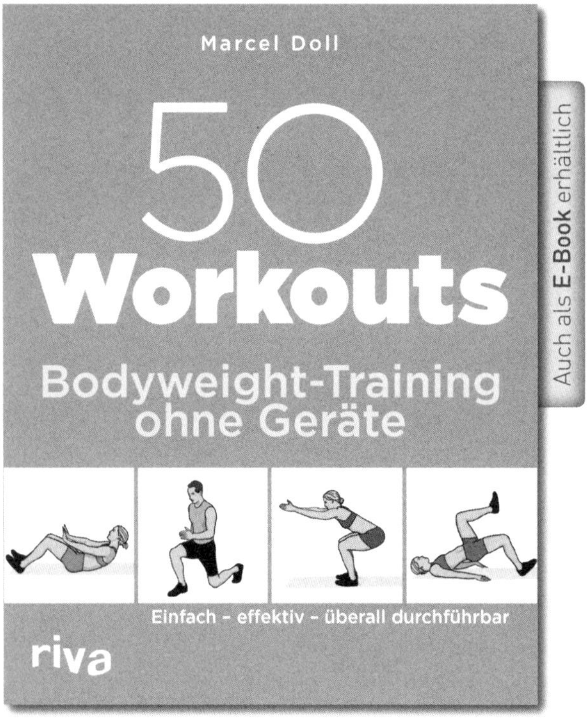

144 Seiten
9,99 € (D) | 10,30 € (A)
ISBN 978-3-7423-0172-7

Marcel Doll

50 Workouts – Bodyweight-Training ohne Geräte

Einfach – effektiv – überall durchführbar

Was braucht man, um schnell und effektiv zu trainieren, Muskeln aufzubauen und den ganzen Körper zu kräftigen? Nichts als sein eigenes Körpergewicht. Marcel Doll präsentiert in diesem Buch die 50 besten Bodyweight-Workouts und zeigt, wie einfach es ist, ohne zusätzliche Geräte fit zu werden oder zu bleiben. Ob definierte Arme, ein flacher Bauch, straffe Beine oder Ganzkörperworkouts – dieser Fitnessratgeber bietet eine breite Auswahl an unterschiedlichen Trainingsschwerpunkten. Die Workouts dauern zwischen 15 und 45 Minuten und sind mit Dauer und Trainingsplan übersichtlich dargestellt und komplett illustriert. Zudem sind alle Übungen in einem Extrakapitel nochmals ausführlich beschrieben.

Mit diesen Workouts kann überall und jederzeit trainiert werden – egal, ob zu Hause, im Fitnessstudio oder im Freien.

riva

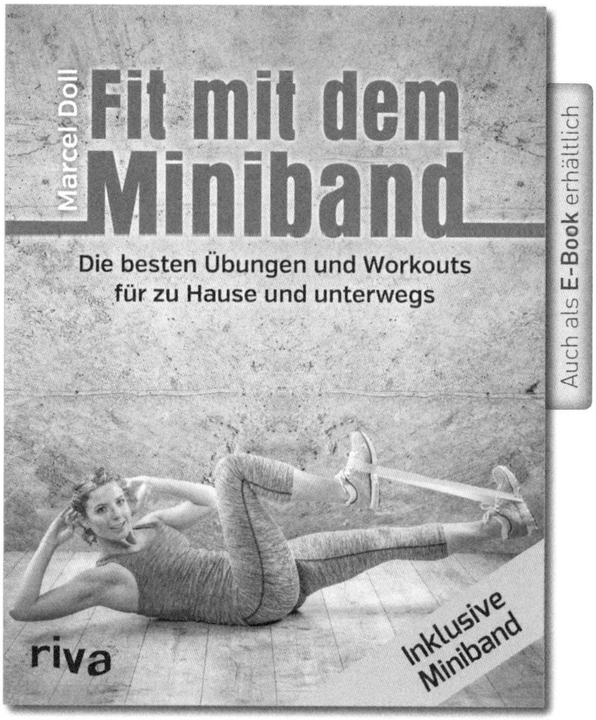

192 Seiten
19,99 € (D) | 20,60 € (A)
ISBN 978-3-86883-819-0

Marcel Doll

Fit mit dem Miniband

Die besten Übungen und Workouts für zu Hause und unterwegs

Das Miniband – obwohl schon lange bekannt – findet immer öfter den Weg in unterschiedliche Trainingsbereiche, vom Krafttraining über Functional Training bis in die Physiotherapie und Rehabilitation. Auch die deutsche Fußballnationalmannschaft trainiert damit. Das Band ist klein und leicht, ein Training damit überall und jederzeit möglich. Es ist in verschiedenen Stärken erhältlich, sodass der Trainingswiderstand leicht variiert werden kann. Minibänder sind deshalb für alle Altersgruppen und Trainierenden vom Einsteiger bis zum Fortgeschrittenen sehr gut geeignet.
Dieses erste Buch zum Training mit dem Miniband bietet 116 bebilderte Übungen verschiedener Intensitätsstufen für alle Körperbereiche und Zielgruppen inklusive Mobilisations-, Ausdauer- und Dehnübungen. Zusätzlich sind bebilderte Trainingspläne für unterschiedliche Trainingsschwerpunkte, Sportarten und für Rehabilitationszwecke enthalten.

riva

TRAININGSWORLD

START NOW!

BESUCHEN SIE UNS
WWW.TRAININGSWORLD.COM
DAS SPORTEXPERTENPORTAL

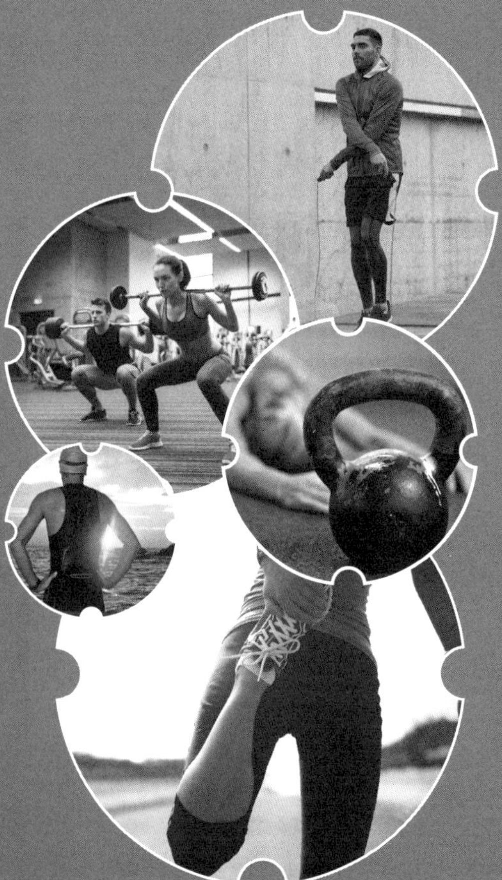

- Neueste wissenschaftliche Erkenntnisse zu Training, Wettkampf, Ernährung und Sportmedizin
- Ausschließlich Inhalte von zertifizierten und praxiserfahrenen Sportexperten und -medizinern
- Kostenlose individuelle Trainingspläne zur gezielten Wettkampfvorbereitung
- Fundierte Ernährungstipps für Training, Wettkampf und hocheffektiven Fettabbau
- Alles, was ambitionierte Sportler für ein effektives Training benötigen

f /trainingsworld

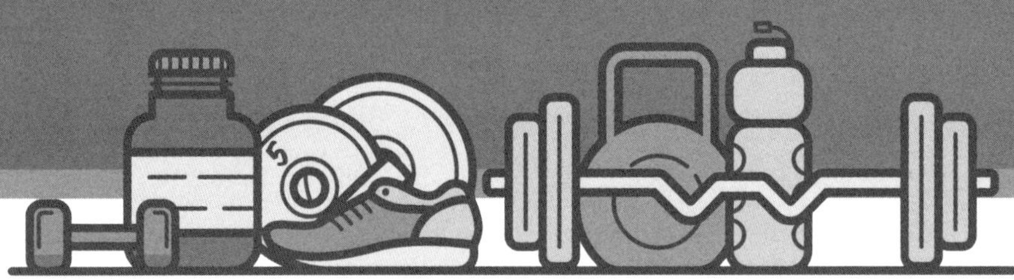

www.trainingsworld.com